Habilidades de Comunicação com Pacientes e Famílias

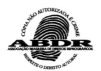

Habilidades de Comunicação com Pacientes e Famílias

Álvaro Jorge Madeiro Leite
Andrea Caprara
João Macêdo Coelho Filho

Sarvier, 1ª edição, 2007

Projeto Gráfico/Capa
CLR Balieiro Editores

Fotolitos/Impressão/Acabamento
Gráfica Ave-Maria

Direitos Reservados
Nenhuma parte pode ser duplicada ou
reproduzida sem expressa autorização do Editor

sarvier

Sarvier Editora de Livros Médicos Ltda.
Rua dos Chanés 320 – Indianópolis
CEP 04087-031   Telefax (11) 5093-6966
E-mail: sarvier@uol.com.br
São Paulo – Brasil

Dados Internacionais de Catalogação na Publicação (CIP)
(Câmara Brasileira do Livro, SP, Brasil)

Habilidades de comunicação com pacientes e famílias / Organizadores Álvaro Jorge Madeiro Leite, Andrea Caprara, João Macêdo Coelho Filho. -- São Paulo : SARVIER, 2007.
Vários autores. ISBN 978-85-7378-175-5
1. Comunicação - Aspectos psicológicos 2. Medicina familiar 3. Médico e paciente 4. Pessoal médico e pacientes I. Leite, Álvaro Jorge Madeiro. II. Caprara, Andrea. III. Coelho Filho, João Macêdo.
CDD-610.696
07-0942   NLM-W 62

Índices para catálogo sistemático:

1. Médicos : Habilidades de comunicação com
    pacientes e famílias : Ciências médicas   610.696

Habilidades de Comunicação com Pacientes e Famílias

Álvaro Jorge Madeiro Leite
Professor Adjunto Doutor do Departamento de
Saúde Comunitária da Faculdade de Medicina,
Universidade Federal do Ceará.

Andrea Caprara
Professor Adjunto do Mestrado em Saúde Pública,
Universidade Estadual do Ceará. Médico, PhD em
Antropologia pela Universidade de Montreal, Canadá.

João Macêdo Coelho Filho
Professor Adjunto Doutor do Departamento de
Medicina Clínica da Faculdade de Medicina,
Universidade Federal do Ceará – UFC. Médico Geriatra,
Coordenador do Centro de Atenção ao Idoso do Hospital
Universitário Walter Cantídio da UFC.

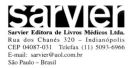

Sarvier Editora de Livros Médicos Ltda.
Rua dos Chanés 320 – Indianópolis
CEP 04087-031 Telefax (11) 5093-6966
E-mail: sarvier@uol.com.br
São Paulo – Brasil

Almir de Castro Neves Filho
Professor Assistente do Departamento de Saúde Materno-Infantil da Faculdade de Medicina, Universidade Federal do Ceará. Especialista em Pediatria e Medicina do Adolescente pela Sociedade Brasileira de Pediatria. Mestre em Saúde Pública pela Universidade Federal do Ceará.

Álvaro Jorge Madeiro Leite
Professor Adjunto Doutor do Departamento de Saúde Comunitária da Faculdade de Medicina, Universidade Federal do Ceará.

Ana Cecília de Souza Bastos
Professora Adjunta Doutora do Departamento de Psicologia e Pesquisadora Associada do Instituto de Saúde Coletiva, Universidade Federal da Bahia.

Ana Cecilia Silveira Lins Sucupira
Doutora em Pediatria. Médica Pediatra e Chefe do Ambulatório do Instituto da Criança do Hospital das Clínicas, Faculdade de Medicina da Universidade de São Paulo – FMUSP.

Anamélia Lins e Silva Franco
Professora de Psicologia da Faculdade Ruy Barbosa e da Universidade Católica de Salvador. Psicóloga, Doutora em Saúde Pública pelo Instituto de Saúde Coletiva, Bahia.

Andrea Caprara
Professor Adjunto do Mestrado em Saúde Pública, Universidade Estadual do Ceará. Médico, PhD em Antropologia pela Universidade de Montreal, Canadá.

Gerrit Lang
PhD, Professor Emérito de Psicologia na Universidade de Groningen, Holanda.

Henk T van der Molen
PhD, Professor de Psicologia na Universidade Erasmus de Rotterdam, Holanda.

Henrique Luis do Carmo e Sá
Professor Assistente e Coordenador do Curso de Medicina da Universidade de Fortaleza – UNIFOR. Médico Pediatra, Mestre em Educação Médica pela Universidade de Chicago, Estados Unidos.

João Macêdo Coelho Filho
Professor Adjunto Doutor do Departamento de Medicina Clínica da Faculdade de Medicina, Universidade Federal do Ceará – UFC. Médico Geriatra, Coordenador do Centro de Atenção ao Idoso do Hospital Universitário Walter Cantídio da UFC.

José Batista Cisne Tomaz
Professor da Escola de Saúde Pública do Ceará. Médico, Especialista em Clínica Médica. Mestre em Gestão de Serviços de Atenção Primária à Saúde pelo *Istituto Superiore di Sanità*, Roma. Mestre em Educação para as Profissões de Saúde pela Universidade de Maastricht, Holanda. Diretor do Instituto Innovare.

Olívia Alencar Costa Bessa
Professora Assistente da Universidade de Fortaleza – UNIFOR. Médica Pediatra, Mestre em Patologia Tropical pela Universidade Federal do Ceará.

APRESENTAÇÃO

O livro visa a aperfeiçoar as habilidades de comunicação dos médicos, com a finalidade de melhorar a qualidade dos serviços de saúde, em particular no que se refere à satisfação dos pacientes, melhor adesão ao tratamento, redução de sintomas psicossomáticos e melhor capacidade resolutiva. Vem disponibilizar para estudantes de Medicina, médicos de família, generalistas, e todos os que almejam um encontro clínico atento à narrativa e aos sentimentos globais dos pacientes, um texto relativamente abrangente, com farto material informativo e potencial para estimular as novas gerações a resgatar a natureza dialógica e humanística da relação médico-paciente.

Os autores, preocupados com a natureza e a qualidade das relações entre profissionais de saúde, pacientes e famílias, pretendem contribuir para o aprimoramento da relação médico-paciente mediante a identificação de problemas e proposição de estratégias pedagógicas de intervenção.

Os conteúdos relacionados às habilidades comunicacionais, amplamente discutidas neste livro, espera-se que sejam efetivamente incorporados aos currículos dos cursos de Medicina, programas de Residência Médica e outros de educação permanente para os médicos das diversas especialidades.

CONTEÚDO

Introdução 1
Andrea Caprara
João Macêdo Coelho Filho
Álvaro Jorge Madeiro Leite

PRIMEIRA PARTE

1. Estrutura da consulta 11
Ana Cecilia Silveira Lins Sucupira

2. Habilidades da escuta na consulta médica 47
Henk T van der Molen
Gerrit Lang

3. Habilidades de aconselhamento 67
Henk T van der Molen

4. Habilidades de transmissão de más notícias 78
Henk T van der Molen

SEGUNDA PARTE

5. Habilidades de comunicação
na consulta com crianças 91
Álvaro Jorge Madeiro Leite
Henrique Luis do Carmo e Sá
Olívia Alencar Costa Bessa

6. Habilidades de comunicação
na consulta com adolescentes 138
Almir de Castro Neves Filho

7. Habilidades de comunicação
na consulta com adultos 159
José Batista Cisne Tomaz

8. Habilidades de comunicação
na consulta com idosos 191
João Macêdo Coelho Filho

TERCEIRA PARTE

9. Aspectos da interação do médico com a família 209
Ana Cecília de Souza Bastos
Anamélia Lins e Silva Franco

10. Aspectos culturais da interação
com o paciente e a comunidade 226
Andrea Caprara

INTRODUÇÃO

- *Andrea Caprara*
- *João Macêdo Coelho Filho*
- *Álvaro Jorge Madeiro Leite*

A idéia deste livro surgiu na metade dos anos 1990. Parte dos autores encontrava-se em projetos comuns ligados à educação dos profissionais de saúde. Os debates sobre temas relacionados a este campo eram acalorados. A constatação comum no grupo era de que o processo de treinamento dos profissionais de saúde no Brasil ressentia-se, em geral, de planejamento quanto à metodologia educacional. Diagnosticava-se o predomínio de estratégias intuitivas e a improvisação era a regra na maior parte dos programas.

Uma das mais convergentes inquietações desse grupo relacionava-se ao pouco enfoque de competências ligadas ao campo das humanidades na formação dos profissionais de saúde. Isso ocorria paralelamente a uma ênfase tecnicista, onde essas habilidades se encontravam à margem e eram entendidas como temários românticos.

Uma dessas habilidades diz respeito à comunicação entre profissionais, pacientes, familiares e cuidadores. Pode-se afirmar que grande parte da chamada crise no setor saúde nasce de limitações dos profissionais quanto a habilidades de comunicação com aqueles que são o alvo primordial de suas ações. No modelo tradicional, a obtenção da história clínica de pacientes é ensinada com ênfase principal na exploração dos aspectos técnicos da doença. Pouca atenção é concedida ao paciente, enquanto sujeito, e à qualidade da informação obtida.

Um equívoco, alimentado por muitos educadores e profissionais de saúde, é o de que a aquisição de habilidades de comunicação trata-se de um processo inato, uma espécie de dote ou arte trazida do berço por alguns. O entendimento de que uma boa comunicação com os pacientes e famílias pode ser ensinada e praticada, como já demonstrado em um número substancial de evidências científicas, é pouco difundido em nossas instituições, daí não ocupar o lugar de destaque que merece.

A maior parte das publicações no campo das habilidades de comunicação com pacientes, familiares e cuidadores resulta de pesquisas empíricas (Leydon et al., 2000; Fallowfield, Hall, Maguire e Baum, 1990). É de interesse ressaltar a observação de que melhor relação médico-paciente tem efeitos positivos, não somente na satisfação dos usuários e na qualidade dos serviços (Donabedian, 1990; Lewis e Williamson, 1995; Rosenthal e Shannon, 1997), mas também na condição de saúde dos pacientes (Dixon e Sweeney, 2000; Fallowfield et al., 1990).

Escolas médicas que implementaram mudanças curriculares (Branch, Arky, Woo, Stoeckle e Levy, 1991; McManus, Vincent, Thom e Kidd, 1993; Whitehouse, 1991; Dalen, 1995) incorporaram esse temário como parte essencial, havendo uma produção abrangente que demonstra sua importância na formação dos profissionais de saúde (Lloyd e Bor, 1996; Neighbour, 1996; Pendleton, Schofield, Tate e Havelock, 1997; Silverman, Kurtz e Draper, 1999; Maguire, 2000; Tatarelli, De Pisa e Girardi, 1998). A vasta produção no contexto anglo-saxônico contrapõe-se, no entanto, a um número ainda relativamente limitado de pesquisas no Brasil (Sucupira, 1982; Schraiber, 1993; Caprara e Rodrigues, 2004; Goulart, 1998).

O compromisso dos autores deste livro é o de contribuir para o desenvolvimento da educação médica, na perspectiva que valorize e integre a cultura científica e a cultura das humanidades como indispensáveis à formação de médicos competentes. Entende-se como fundamental não somente organizar os serviços de saúde de forma mais eficiente, mas também considerar o respeito aos valores subjetivos e a diversidade nas expectativas dos pacientes, bem como buscar a promoção de sua autonomia (Spinsanti, 1999).

Este livro vem disponibilizar para estudantes de Medicina, médicos de família e para todos os médicos que almejam um encontro clínico atento à narrativa e aos sentimentos globais dos pacientes, um texto relativamente abrangente, com farto material informativo e potencial para estimular as novas gerações a resgatar a natureza dialógica e humanística da relação médico-paciente (Greenhalgh e Hurwitz, 1998).

Ao preencher uma lacuna no campo editorial brasileiro, este livro vai ao encontro do renovado interesse que se desenvolve na comunidade científica internacional, abordando a comunicação entre médicos, pacientes e suas famílias. Mais do que constituir livro exaustivo, objetiva servir de instrumento prático para treinamento dos profissionais de saúde, notadamente aqueles envolvidos no cuidado individual de pacientes. Não pretende abordar todos os conteúdos que esta temática suscita, mas estimular a produção de outros trabalhos que explorem aspectos como a dimensão afetiva da relação, a saúde mental, a consulta psiquiátrica, entre outros.

O livro está composto de três partes[1]. Na primeira, são apresentados aspectos mais gerais da comunicação com pacientes e famílias. No capítulo 1, Ana Cecília Silveira Lins Sucupira e Álvaro J. Madeiro Leite apresentam a estrutura da consulta. Para esses autores, a consulta compreende atributos e procedimentos que parecem determinados por uma lógica interna; entretanto, ao se realizar em diferentes momentos e lugares/instituições, ela perde essa natureza essencial e assume configurações e contornos específicos e singulares. Por isso, é importante que os médicos tenham a compreensão do tipo de atendimento que é fornecido nos diferentes modos de prestação de serviços ambulatoriais para que possam entender suas características e o modo como essas características interferem na relação médico-paciente. O médico, hoje, está diante de novas demandas e ante um paciente com novas perspectivas. Questões familiares e sociais são demandas cada vez mais presentes na consulta, bem como problemas que envolvem conhecimentos na área da Psicologia, da Sociologia, da Antropologia, para os quais o médico ainda não recebe a devida formação. Há pacientes que têm um maior grau de informação pelo acesso à mídia e Internet e querem participar das decisões terapêuticas, questionando as condutas. Mesmo diante dessa complexidade, as diferentes formas do exercício da prática médica têm, no contexto íntimo da consulta, que adotar uma estrutura que incorpore os elementos essenciais do encontro clínico (Makoul, 2001).

---

[1] Os capítulos expressam as idéias de cada autor e não necessariamente de todo o grupo.

No capítulo 2, Henk T van der Molen e Gerrit Lang apresentam uma gama de habilidades que o médico necessita para ser capaz de escolher a abordagem mais apropriada para a estrutura da consulta. Toda profissão precisa de uma base técnica sólida e a medicina é uma profissão em que o médico é, em parte, sua própria ferramenta. Além de habilidades técnicas, como o fato de ser capaz de usar um estetoscópio, o médico precisa de habilidades de comunicação e torna-se necessário incorporar conscientemente essas habilidades. Com uma certa prática, isso "se torna natural". Quanto mais habilidades e comportamentos diferentes se adquirem maior a liberdade para adotar o comportamento que se encaixa em cada situação específica.

No capítulo 3, Henk T van der Molen oferece algumas linhas gerais para a fase da entrevista em que o médico deve aconselhar o paciente. Para atingir essa meta, faz sentido diferenciar problemas que só exigem uma solução "técnica" e problemas que apresentam um componente psicológico ou pessoal. No último caso, o simples aconselhamento médico não costuma levar aos efeitos desejados. O médico tem que lidar com pessoas, e as pessoas, em geral, oferecem resistência a conselhos que implicam em mudanças de hábitos ou incluem algum grau de sofrimento.

No capítulo 4, Henk T van der Molen procura mostrar qual é a melhor abordagem para transmitir más notícias, uma tarefa freqüentemente enfrentada pelos médicos. Apresenta-se como abordagem complementar a outros modelos bem conhecidos como o protocolo *SPIKES* (Bayle, Bukman, Glober, Beale e Kudelka, 2000). O autor faz uma distinção entre a situação em que o médico sabe previamente, no início da conversa, que deve comunicar más notícias, ou notícias que não são agradáveis e outras situações em que estas têm que ser comunicadas de forma inesperada. Para cada fase, Henk T van der Molen apresenta algumas diretrizes. Depois, aborda algumas maneiras inapropriadas de responder e termina o capítulo com um resumo do modelo de conversação.

Na segunda parte, são enfocadas as habilidades de comunicação com grupos etários bem definidos: crianças, adolescentes, adultos e idosos. No capítulo 5, que trata da comunicação com mães e crianças, Álvaro Madeiro Leite, Henrique Sá e Olívia Bessa apresentam o amplo conjunto de competências e de habilidades específicas que o médico deve possuir para atender a criança, seus pais ou cuidadores diretos, na coleta de informações, no ato do exame físico, no raciocínio diagnóstico e na negociação do plano terapêutico. Estas habilidades variam em função da gravidade do problema clínico da criança; do local onde o atendimento está sendo realizado (Unidade Básica de Saúde/consultório, pronto socorro, hospital); das aflições e angústias que estão mobilizadas pelas famílias; das expectativas e necessidades dos pais; da idade de cada criança; de sua capacidade de comunicação e das características do profissional.

No capítulo 6, sobre habilidades de comunicação na consulta com adolescentes, Almir de Castro Neves Filho mostra os diversos aspectos necessários na recepção dos jovens no serviço de saúde. O paciente adolescente apresenta peculiaridades próprias, como a diferença de comportamento, ou a variabilidade de conduta da mesma pessoa em diferentes etapas. Uma acolhida hostil ou excesso de empecilhos burocráticos afastam o adolescente, que já encontra dificuldade em respeitar os horários e datas de agendamento. É fundamental que o profissional de saúde tenha um bom autoconhecimento para lidar de forma adequada com a série de mobilizações internas geradas pelo contato com o adolescente.

No capítulo 7, José Batista Cisne Tomaz apresenta as habilidades de comunicação necessárias na consulta com adultos. Depois de uma breve discussão sobre os fatores que podem influenciar a comunicação com o paciente, Tomaz descreve a estrutura da consulta com adultos, focando as habilidades de comunicação necessárias para cada etapa, incluindo o início da sessão, a construção da relação, a coleta das informações e o exame físico, a explicação e planejamento das ações a serem realizados e o encerramento da sessão.

No último capítulo da segunda parte, João Macêdo Coelho Filho nos mostra as peculiaridades da consulta com pessoas idosas. Com o aumento da expectativa de vida, grande parte dos pacientes atendidos no sistema de saúde é composta por pessoas com idade avançada, o que torna cada vez mais necessário o desenvolvimento de habilidades de comunicação com este grupo etário. O roteiro tradicional de anamnese não abrange, muitas vezes, dimensões importantes para a atenção global do idoso. Por sua vez, o processo de obtenção de informação implica habilidades específicas na comunicação com o indivíduo longevo, assim como com seus familiares e cuidadores. O não reconhecimento dessas peculiaridades e habilidades pode efetivamente comprometer a qualidade da informação obtida e, conseqüentemente, do cuidado.

Na terceira parte, são abordadas as perspectivas da família e da comunidade em seus aspectos culturais e antropológicos. Em particular, no capítulo 9, sobre o médico e a família, Ana Cecilia Bastos e Anamelia Lins e Silva Franco, constatando a distância entre os universos simbólicos em que se situam o discurso médico-profissional e o discurso cotidiano sobre saúde, abordam diferentes componentes da realidade da família. Cada família é constituída por um grupo de pessoas com uma história de relacionamento singular, diferente das demais. É essa história também que vai gerar a própria sobrevivência da família como grupo social e a qualidade de vida de seus membros. A saúde torna-se um "assunto de família", pois é na família que as pessoas sofrem problemas de saúde, desejam ter saúde e cuidam da saúde. A aliança do médico com as famílias se transforma, por isso, em um elemento fundamental para o efetivo trabalho de promoção de saúde e para melhorar a realidade familiar do paciente.

No último capítulo, Caprara aborda a dimensão cultural afirmando que os médicos e os profissionais de saúde, em muitos casos, consideram as "crenças" e práticas populares como barreiras culturais a serem modificadas. Para este autor, ao contrário, trata-se de analisar as práticas culturais não somente como fatores de risco, como acontecia no passado, mas também como expressão de elementos positivos, abordando a comunidade como produtora de valores e de práticas de saúde e não apenas como consumidora de serviços. Na prática clínica, esta abordagem é representada pela "entrevista clínica centrada no paciente", proposta há alguns anos por Stewart, Brown, Weston, McWhinney, McWilliam, Freeman (1995), substituindo o método tradicional de anamnese conhecido por "abordagem centrada no médico".

A medicina centrada no paciente estimula o médico a analisar não somente os aspectos biomédicos do problema de saúde, mas também a experiência da doença vivida pelo próprio paciente.

O livro visa, portanto, aperfeiçoar as habilidades de comunicação dos médicos, com a finalidade de melhorar a qualidade dos serviços de saúde, em particular no que se refere a satisfação dos pacientes, melhor adesão ao tratamento, redução de sintomas psicossomáticos e melhor capacidade resolutiva. Os autores, preocupados com a natureza e a qualidade das relações entre profissionais de saúde, pacientes, famílias e comunidade, pretendem ajudar a aprimorar a relação médico-paciente, identificando problemas e propondo estratégias pedagógicas de intervenção. Espera-se que estes conteúdos relacionados às habilidades comunicacionais sejam incorporados aos cursos de medicina, programas de residência médica e outros de educação permanente para os médicos das diversas especialidades.

REFERÊNCIAS BIBLIOGRÁFICAS

Branch WT, Arky RA, Woo B, Stoeckle JD & Levy. Teaching medicine as a human experience: a patient-doctor relationship. Course for faculty and first-year medical students. *An Int Med*, 1991; 114, 482-489.

Brown JB, Stewart MA & Tessier S. Assessing communication between patients and providers. A manual for scoring patient-centred communication. Toronto: Ontario Centre for Studies in Family Medicine, 1994 (CSFM Working Paper Series No. 94-1).

Caprara A & Rodrigues J. A relação assimétrica médico-paciente: repensando o vínculo terapêutico. *Ciênc. saúde coletiva,* 2004; 9,139-146.

Dalen JV. Skillslab: Center for training of skills. Mastricht University, Maastricht, 1995.

Dixon M & Sweeney K. The human effect in medicine: theory, research and practice. Radcliffe Medical Press, Oxford, 2005.

Donabedian A. La qualita dell'assistenza sanitaria. NIS, Roma, 1990.

Fallowfield LJ, Hall A, Maguire GP & Baum M. Psychological outcomes of different treatment policies in women with early breast cancer outside a clínical trial. *BMJ*, 1990; 301, 1524-5.

Goulart FMHL. Depois que forma muda: estudo da relação médico-paciente no âmbito da prática docente-assistencial na Faculdade de Medicina UFMG. **In** A. Paiva & M. Soares (orgs.). Universidade, cultura e conhecimento: a educação pesquisa a UFMG. Editora Autentica, Belo Horizonte, 1998.

Greenhalgh T & Hurwitz B. Narrative based medicine. Dialogue and discourse in clínical practice. BMJ Books, Londres, 1998.

Leydon GM, Boulton M, Moynihan C, Jones A, Mossman J, Boudioni M & McPherson K. Cancer patients' information needs and information seeking behaviour: in depth interview study. *BMJ*, 320, 909-13, 2000.

Lewis JR & Williamson V. Examining patient perceptions of quality care in general practice: comparison of quantitative and qualitative methods. *Br J Gen Pract*, 1995; 45(394), 249-253.

Lloyd M & Bor R. Communication skills for medicine. Churchill Livingstone, Nova York, 1996.

McManus IC, Vincent CA, Thom S & Kidd J. Teaching communication skills to clínical students. *BMJ*, 1993; 306,1322-1327.

Maguire P. Communication skills for doctors. Arnold, Londres, 2000.

Makoul G. Essential elements of communication in medical encounters: the

Kalamazoo consensus statement. *Acad Med*, 2001; 76(4), 390-3.

Neighbour R. The inner consultation. How to develop an intuitive consulting style. Librapharm Limited, Londres, 1996.

Pendleton D, Schofield T, Tate P & Havelock P. The consultation: an approach to learning and teaching. Oxford University Press, Oxford, 1997.

Rosenthal GE & Shannon SE. The use of patient perceptions in the evaluation of health-care delivery systems. *Med Care*, 1997; 35.

Schraiber LB. O médico e seu trabalho – limites da liberdade. Hucitec, São Paulo, 1993.

Silverman J, Kurtz S & Draper J. Skills for communicating with patients. Radcliffe Medical Press, Oxford, 1999.

Spinsanti S. Chi ha potere sul mio corpo? Nuovi rapporti tra medico e paziente. Edizioni Paoline, Roma, 1999.

Sucupira ACSL. Relações médico-paciente nas instituições de saúde brasileiras. Dissertação de mestrado. USP, São Paulo, 1982.

Stewart M, Brown JB, Weston WW, McWhinney IR, McWilliam CL, Freeman TR. Patient-centred medicine: transforming the clínical method. Sage, Thousand Oaks, CA, 1995.

Tatarelli R, De Pisa E & Girardi P. Curare con il paziente. Metodologia del rapporto medico-paziente. Franco Angeli, Milão, 1998.

Whitehouse CR. The teaching of communication skills in United Kingdom medical schools. *Med Educ*, 1991; 25(4), 311-318.

PRIMEIRA PARTE

CAPÍTULO 1

ESTRUTURA DA CONSULTA

• Ana Cecilia Silveira Lins Sucupira

"A sua doença tem um nome muito comprido em latim, que você não entenderia".

Médico anônimo, citado em "A Assustadora História da Medicina", de Richard Gordon.

INTRODUÇÃO

O menino do dedo verde (Maurice Druon)
Pg. 57-58

Ser médico era travar uma batalha ininterrupta. De um lado a doença, sempre a entrar no corpo das pessoas; do outro, a saúde, sempre querendo ir embora. E depois, havia mil espécies de doença e uma única saúde.

A doença usava todo tipo de máscara para que não a pudessem reconhecer: um verdadeiro carnaval. Era preciso desmascará-la, desanimá-la, pô-la para fora, e ao mesmo tempo, atrair a saúde, segurá-la, impedi-la de fugir.

O que você sabe de
Medicina?
Aprendi – respondeu Tistu,
que a Medicina não pode
quase nada contra um
coração muito triste.

Aprendi que para a gente
sarar é preciso ter vontade de viver.

Doutor, será que não
existem pílulas de
esperança?
O Dr. MilMales ficou
espantado com tanta
sabedoria num garoto tão
pequeno – você aprendeu
sozinho a primeira coisa que
um médico deve saber.

A consulta constitui um momento singular da prática médica, em que se encontram médico e paciente, estabelecendo uma relação que tem como objetivo final responder a uma demanda trazida pelo paciente. É singular porque, embora envolta em uma racionalidade sustentada pelo saber médico, ocorre a partir de uma relação entre indivíduos, portanto, carregada de sentimentos, emoções, sofrimentos, desejos.

Como um momento do cuidado médico, a consulta deve ser vista como um cuidado em relação. Isso significa que os resultados esperados desse cuidado vão ser influenciados, sobremaneira, pela relação que se estabelece entre o médico e o paciente, portanto, com grandes implicações no modo como o paciente e o médico mantêm o processo de comunicação entre si. Nessa relação, a comunicação entre o médico e o paciente permite aflorar a subjetividade dos participantes, que passam a ser ambos sujeitos do cuidado.

Como parte constitutiva da prática médica, a consulta compreende atributos e procedimentos que parecem determinados por uma lógica interna, aceita como natural e inerente à racionalidade científica. Nessa perspectiva, a consulta não é pensada em seu caráter contextual, uma vez que é assumida como natural, independente da realidade em que acontece. Torna-se, assim, uma prática automatizada, que dispensa reflexões.

Ao realizar-se em diferentes momentos e lugares/instituições, portanto, em realidades diferentes, ela perde essa natureza essencial e assume configurações e contornos específicos e singulares.

A consulta pode ser entendida como um momento de um processo diagnóstico terapêutico que envolve procedimentos técnicos, normatizados a partir do campo da Medicina, bem como um conjunto de outros procedimentos, cuja explicação deve, necessariamente, passar pelo conjunto de representações que médico e paciente fazem da consulta em decorrência de suas respectivas posições institucionais e/ou sociais. Na consulta vão se realizar as representações que especificam uma forma concreta de *ser médico* e uma forma concreta de *ser paciente,* determinadas pelo tipo de instituição onde se inserem médico e paciente e, pelos próprios projetos institucionais que condicionam as relações institucionais específicas (Sucupira 1982, p. 241).

Dessa forma, a consulta não pode ser entendida apenas no seu aspecto técnico, pois estará sempre contaminada pelos indivíduos que dela participam e, principalmente, o lugar/instituição onde ela se realiza. Não se pode pensar uma consulta, mas diferentes tipos de consultas.

Consulta nas diferentes formas de organização da Medicina

Para se entender os modos como se realizam os diferentes tipos de consulta médica no Brasil, é necessário recuperar a forma como a Medicina foi se organizando ao longo do tempo. Do atendimento junto aos leitos nas casas dos pacientes, passou-se aos hospitais, inicialmente instituições de caridade.

Com o passar dos tempos, firma-se o atendimento hospitalar como o local de concentração da nova tecnologia médica, sustentada pela grande incorporação de equipamentos, o que o torna um lugar de grande prestígio para os profissionais que nele trabalham. Uma decorrência disso é o grande número de hospitais públicos e privados e a concentração das atividades de ensino médico no ambiente hospitalar.

O surgimento das clínicas individuais vai consolidar o desenvolvimento do modelo liberal da prática médica, com o atendimento dos pacientes ocorrendo também fora do hospital. Entretanto, é ainda o hospital o lugar de referência para a resolução da doença. "A complexidade dos procedimentos diagnósticos e terapêuticos exigiam a internação. A consulta, isto é, a atividade ambulatorial era pouco valorizada, considerada mesmo como uma prática menor. Uma indicação do modo como era visto o ambulatório é o espaço destinado ao atendimento ambulatorial nos hospitais, uma área pequena, com pouco conforto e geralmente situada na parte menos valorizada" (Sucupira e Novaes, 2000).

Recentemente, com o grande desenvolvimento tecnológico e o aumento nos custos da assistência hospitalar, foi necessário encontrar novas formas de organização da prática médica que permitisse ampliar a oferta dos tratamentos. É no espaço do ambulatório que vai se observar a possibilidade de realização do atendimento à grande maioria dos problemas de saúde, com custos mais reduzidos. E é justamente o desenvolvimento da tecnologia, permitindo a simplificação de procedimentos, antes só possíveis de realizar-se com o paciente internado, que vai dar grande impulso ao crescimento da atividade ambulatorial como campo privilegiado da prática médica. Em todo o mundo a atividade ambulatorial passa a superar as internações. No Brasil, a produção ambulatorial do SUS cresceu 60,99% no período de 1995 a 2004. Nessa mesma década, as internações hospitalares da rede SUS diminuíram 9,12%.

Com a expansão dos ambulatórios, em suas diversas modalidades, públicas e privadas, é possível observar mudanças fundamentais no modo de realização da consulta. Ela perde muito de suas características do modelo liberal, na medida em que se institucionaliza, assumindo o projeto de racionalização da assistência médica. A perda da autonomia e da livre escolha, a obrigatoriedade de socialização das informações pelos diferentes profissionais da instituição vão ter reflexos significativos no ato da consulta, como será visto mais adiante.

Outro aspecto a ser considerado na prática ambulatorial, ou seja, na atividade da consulta, é a divisão do trabalho médico imposta pelo desenvolvimento tecnológico que teve como uma de suas expressões a especialização. A complementaridade que deve existir entre a consulta do generalista e a do especialista é necessária para o entendimento mais amplo do paciente. O processo de especialização, entretanto, tem levado à fragmentação do indivíduo em partes, em que cada uma dessas partes é assumida como se contivesse em si uma totalidade, dispensando as relações com as demais partes do indivíduo. O indivíduo é recortado nos seus sistemas ou aparelhos, os quais são cuidados por profissionais diferentes, desaparecendo a totalidade do paciente.

Não há dúvida de que a especialização criou contornos específicos para a consulta, seja a do generalista ou a do próprio especialista, pois há especificidades na atuação de cada um desses médicos. O generalista deve ter um conhecimento profundo dos problemas mais freqüentes na prática médica, como a hipertensão arterial, o diabetes, enquanto o especialista tem um conhecimento aprofundado das doenças mais raras. Daí a necessidade de complementaridade entre a prática desses profissionais e não o simples repasse de pacientes para o especialista, tornando o generalista um simples "triador". Não é a localização do problema em um sistema ou aparelho que indica o encaminhamento, mas a especificidade do problema ou de suas complicações. Dessa forma, a infecção urinária é do campo do generalista, enquanto, uma nefropatia passa a ser objeto do cuidado do especialista.

Consulta no Sistema Único de Saúde

No Brasil, com a implantação do Sistema Único de Saúde, houve expressivo aumento do acesso da população aos serviços de saúde na medida em que os antigos Centros de Saúde passaram a ser considerados a principal porta de entrada do sistema de saúde. Ao se transformarem em Unidades Básicas de Saúde, os centros de saúde passaram a incorporar o modelo médico--assistencial, perdendo o caráter de unidade voltada principalmente para a educação em saúde. Esse fato é bastante importante, pois hoje, no Brasil, a rede de Unidades Básicas de Saúde constitui o grande mercado de trabalho na área ambulatorial e um dos principais locais de realização da consulta médica.

Outra modalidade de consulta ocorre nos serviços de pronto atendimento. A organização da atenção médica nesses serviços, que não se caracterizam como serviços de urgência, mas que se destinam ao atendimento imediato das queixas, introduziu um padrão de consulta que se apóia na idéia de racionalização, e que teve como principal conseqüência a redução da consulta ao modelo definido por Gonçalves de "queixa-conduta" (Gonçalves, 1992).

Recentemente, a mudança do modelo tecnoassistencial com a implantação do Programa de Saúde da Família, introduziu, novamente, mudanças no padrão da consulta médica. Ao lidar com uma clientela fixa, supostamente conhecida e, ainda, com a ampliação do momento da consulta a partir das visitas domiciliares e das discussões com a equipe de saúde da família, é possível pensar um novo modelo de atendimento à clientela. A proposta de mudança nesse atendimento que deixa de ter como foco apenas a doença e passa a incorporar a saúde como seu objeto e a dirigir o olhar para o indivíduo como parte de uma família, inserido em um contexto específico, expresso por uma comunidade, em uma sociedade, coloca novas exigências para o desenrolar da consulta. Um dos aspectos mais importantes é justamente o trabalho com uma clientela adscrita, a partir de uma base geográfica, onde é possível, para o médico, ter acesso aos fatores que interferem no tipo de demanda trazida para a consulta. A discussão introduzida pela estratégia da Saúde da Família é, justamente, recuperar a consulta nos seus elementos mais fundamentais, ao priorizar o sujeito que é portador de uma doença ou de um sofrimento.

Atualmente, a tendência em relação à prática médica, em quase todos os sistemas de saúde, é buscar a qualidade da consulta na Atenção Primária de Saúde, conferindo-lhe uma expectativa de que atenda em torno de 85% dos problemas de saúde da população e que resolva 90% desses problemas.

Consulta nos diferentes serviços de saúde

É importante que os médicos tenham a compreensão do tipo de atendimento fornecido nos diferentes modos de prestação de serviços ambulatoriais, para que possam entender suas características e o modo como essas características interferem na relação médico-paciente.

No Brasil podemos distinguir diferentes situações para a consulta médica. O lugar predominante de realização das consultas é nos serviços públicos, principalmente na Rede Básica de atenção à saúde. Ainda nos serviços públicos têm-se os ambulatórios especializados e os ambulatórios hospitalares. Os consultórios dos convênios médicos, dos serviços filantrópicos e os consultórios das clínicas particulares, completam as ofertas de consultas médicas. São exemplos de modos diferentes de realização da consulta ambulatorial, ou seja, a consulta que acontece com o paciente que deambula, portanto, que não está internado.

Os serviços de saúde, ao definirem sua proposta de atendimento, configuram demandas específicas, reorientando a clientela que aprende qual tipo de problema deve ser levado a cada tipo específico de serviço. Os objetivos definidos para cada tipo de atendimento moldam o *olhar* e o *fazer* do médico e do paciente em cada consulta (Sucupira e Ferrer, 2000).

Em cada um desses lugares/situações, pode-se constatar a existência de padrões de consulta diferentes, tanto do ponto de vista técnico como das relações que se estabelecem.

A incorporação de tecnologia, aqui entendida no sentido de maior complexidade dos equipamentos, vai ocorrer com maior freqüência nos serviços públicos especializados e nos ambulatórios hospitalares. Quanto aos convênios, há algumas restrições à utilização dos procedimentos que envolvem tecnologia mais cara. Nos consultórios particulares o paciente, a família e motivações financeiras influenciam o consumo da tecnologia. É importante destacar, que o grau de instrução do paciente e de acesso às informações vão exercer diferentes formas de pressão por esse consumo.

O ponto que mais diferencia as consultas realizadas nesses diferentes lugares/situações, contudo, é o atendimento pessoal dispensado ao paciente. O relacionamento com este vai depender do modo como o médico percebe os direitos do paciente. Direitos esses que estão vinculados à forma de pagamento do atendimento. Em relação ao paciente dos serviços públicos, o pagamento representado pelos impostos não é reconhecido pelos médicos, nem mesmo pela grande maioria dos pacientes. Portanto, de um modo geral, não são reconhecidos direitos no paciente que demanda os serviços públicos, seja o direito a um bom atendimento, a um acolhimento digno ou mesmo ao acesso à consulta (Sucupira, 1982).

No convênio, o paciente sabe que tem direitos por ser ele quem paga à instituição para contratar aquele médico. Maior reconhecimento por parte do médico, dos direitos na consulta, é observado quando esta ocorre em clínicas particulares. Entretanto, a autoridade do saber, que justifica para o paciente ir buscar o atendimento particular de um determinado médico, contribui para que a percepção do paciente, quanto aos seus direitos, seja minimizada pelos direitos que o paciente confere à autoridade do médico.

Dessa forma, pode-se observar que nas consultas, nos diferentes tipos de serviços, a atenção, o respeito, a consideração e o tempo que o médico dispensa ao paciente estão condicionados pelo modo como a instituição (o lugar/situação da consulta) legitima ao médico o reconhecimento ou não de direitos no paciente

Novas demandas para a consulta médica

Nas últimas décadas, pôde-se constatar grandes mudanças nas demandas trazidas para a consulta médica. O declínio das doenças infecciosas, que permitiam ao médico ter uma atuação dirigida à cura, acompanhou-se do aumento das doenças crônico-degenerativas, nas quais o objetivo não pode mais ser a cura, mas a qualidade de vida. À impotência diante da cura soma-se a necessidade da manipulação, por parte do médico, de um maior número de exames complementares e medicamentos que exigem um aperfeiçoamento constante desse médico.

Além disso, as novas propostas de promoção da saúde trouxeram para a consulta médica a necessidade de intervenções no modo de vida dos indivíduos, tanto no que se refere à alimentação, como aos hábitos e comportamentos. As questões familiares e sociais, como drogadição, maus-tratos, abuso sexual, mau rendimento escolar e conflitos familiares passaram a ser demandas de consulta. Problemas que envolvem conhecimentos na área da Psicologia, da Sociologia, da Antropologia e para os quais o médico ainda não recebe a devida formação (ref.).

O médico, hoje, está diante de novas demandas e diante de um novo paciente. Um paciente que tem maior grau de informação pelo acesso ao conhecimento divulgado na mídia e na internet. Um paciente que quer participar das decisões terapêuticas e questiona as condutas.

Por outro lado, os avanços tecnológicos na Medicina impuseram profundas transformações na consulta médica, como afirma Porto: "A tecnologia é, hoje, o elemento central da prática médica. É inegável que as investigações diagnósticas e as estratégias terapêuticas beneficiaram-se imensamente de sua utilização. Porém, aos poucos, a prática médica transformou-se quase exclusivamente em sinônimo de consumo tecnológico, já que existe, mais que uma demanda, um incontido fascínio dos profissionais de saúde e da população leiga – mesmo dos indivíduos sãos – pelo acesso farto e continuado à tecnologia médica" (Porto, 2001).

As novas formas de pensar o processo saúde/doença e os progressos no conhecimento sobre os fatores envolvidos na gênese das doenças, produziram um novo campo de atuação do médico. O conceito de risco e a identificação de fatores e situações de risco possibilitaram avanços na prevenção das doenças. As pressões determinadas pelos interesses mercantilistas do complexo médico-industrial, entretanto, têm como uma de suas expressões a prática dos exames de *check up,* ou seja, *a indústria da prevenção.* Como bem assinala Porto, "atualmente já não se concebe a existência de indivíduos sãos, mas, no máximo, de portadores de fatores de risco". Certamente, é importante aqui fazer uma diferenciação entre o *check up* citado e a indústria da prevenção, com a prática de *screening,* de consultas focalizadas em risco para determinados grupos etários, que têm comprovadamente impacto na incidência e morbimortalidade de muitas doenças.

Todos esses fatores levaram à conformação de uma clientela com demandas que expressam tanto aspirações por tratamentos especializados e sofisticados, como por uma abordagem mais abrangente e personalizada no momento da consulta.

Estrutura interna da consulta

As diferentes formas de realização da prática médica, no momento da consulta, têm, no entanto, um eixo comum que visa à identificação de um problema e à busca de meios para resolvê-lo, seja de forma mais reducionista ou ampliada, com incorporação de maior ou menor tecnologia.

Os processos que se desenvolvem no ato da consulta vão sofrer o direcionamento dado pelo objetivo colocado para o cuidado médico. A consulta pode se realizar por uma demanda de um sofrimento trazido pelo paciente ou o cuidado se dirige para orientações que visam à promoção da saúde. Entretanto, sempre se poderá identificar uma estrutura básica para esse momento do cuidado. Sempre será necessária uma investigação sobre o paciente, que possibilite direcionar as condutas e orientações a serem tomadas.

O modo como o médico realiza esse cuidado pode ser entendido a partir da sua idealização do ser médico que, de alguma forma, antecede a sua prática. Como já referido, essa concepção da prática médica tem apenas relativa autonomia sobre o real, isto é, esse agir médico está subordinado ao contexto em que se realiza a consulta. É preciso lembrar, porém, que muitas vezes esse contexto pode ser inadequado, o que deveria obrigar o médico a teimar em fugir dele e co-produzir uma subjetivação nova, inventiva.

A relação entre o médico e o paciente na consulta ambulatorial difere bastante daquela estabelecida na enfermaria. Assim, no processo de internação hospitalar, o paciente ou seu responsável assina um contrato, no qual é dado o consentimento para a realização de todos os procedimentos que se fizerem necessários. A situação do atendimento nas consultas ambulatoriais é bastante diferente, pois esse contrato tem de ser renovado em todos os encontros do paciente com o médico. Trata-se de um contrato simbólico, onde não há necessariamente uma assinatura, portanto, a adesão do paciente tem de ser conquistada, para que este realize os exames solicitados, cumpra a prescrição medicamentosa e dietética, siga as orientações e, principalmente, compareça aos retornos agendados. Nesse contrato, a adesão do paciente tem como um dos principais determinantes a relação construída entre o médico e o paciente.

São concebidas três dimensões para a consulta médica: a afetiva, a cognoscente e a dimensão operatória. A afetiva refere-se à atitude assumida pelo médico que propicia o apoio, "a disponibilidade para confortar, uma solidariedade para compartilhar, uma paciência para ouvir". A dimensão cognoscente, na qual, a partir da semiologia médica, vai se construir o diagnóstico, e a operatória, que pode ser identificada na definição da terapêutica, seja "um medicamento, uma palavra, uma incisão".

Nessa perspectiva, pode-se definir quatro momentos essenciais da consulta:

1. a anamnese;
2. o exame físico;
3. a formulação do diagnóstico;
4. a elaboração do plano terapêutico.

ANAMNESE

A anamnese é o momento fundamental, quando se obtêm informações iniciais que vão definindo a história da doença ou da queixa, ao mesmo tempo que permitem conhecer o indivíduo portador desse sofrimento. Assim, a queixa deve se transformar em uma história. Nesse processo, alguns instrumentos são essenciais. As habilidades de comunicação, abordadas em outro capítulo desse livro, favorecem o estabelecimento da comunicação entre o médico e o paciente, fundamental para a obtenção de uma boa história clínica. As informações provenientes da anamnese já indicam pistas fortes para a formulação do diagnóstico e, em muitos casos, é o procedimento que mais contribui para esse diagnóstico.

As informações obtidas na anamnese, assim como o diagnóstico e as condutas tomadas devem ser registrados no prontuário do paciente. O fato de não haver nenhuma anotação da consulta representa uma dupla negação: do médico e do paciente. O médico nega o seu trabalho na medida em que não pode ser recuperado e há a negação do paciente na medida em que não há registro de sua história sanitária, de sua passagem naquele serviço de saúde. O registro é importante para que o médico possa recuperar a seqüência do atendimento proposto. Além disso, no modo como se organiza o atendimento nos serviços de saúde, as anotações feitas no prontuário são importantes para socializar as informações, uma vez que vários profissionais podem atender um mesmo paciente.

Acolhimento

A consulta tem como momento inicial o acolhimento do paciente. O primeiro olhar, o sorriso, o aperto de mãos e a apresentação do médico e do paciente e seus acompanhantes são elementos que marcam a relação a se estabelecer entre o médico e o paciente, e instituem o primeiro passo para personalizar essa relação. Além disso, a observação que o médico pode fazer, nesses primeiros instantes, a partir desses elementos, soma-se ao conjunto de informações que vão permitir o diagnóstico.

É importante que o médico receba o paciente de pé, como se acolhe qualquer visita. Apresente-se, dizendo seu nome e sua intenção de cuidar dele. Deve, então, perguntar o nome do paciente e dos seus acompanhantes. Chamar o paciente por "mãe" ou "mãezinha", "vozinha", "tio" contribui para despersonalizá-lo. Para o paciente, é muito importante ser chamado pelo nome, assim como saber o nome do médico que o atende.

Em muitas das observações de atendimento nos serviços de saúde públicos, realizadas pela autora, constatou-se, muitas vezes, o médico chamar o paciente aos gritos, sentado em sua cadeira, sem sequer levantar os olhos, mesmo quando aquele entra no consultório. Não é sem razão que a principal reclamação dos pacientes em relação ao atendimento médico, descrito em vários textos da literatura, é "o médico nem olhou na minha cara". O olhar e a escuta atenciosos são fundamentais para a obtenção da confiança do paciente, o que facilita a realização da anamnese.

O ambiente onde se realiza a consulta deve favorecer o acolhimento. Oferecer uma cadeira, não só para o paciente como para o acompanhante, é um gesto importante para deixar o paciente relaxado, à vontade. A presença de uma mesa de exame adequada, um biombo que permita a privacidade do paciente ao despir-se, um lençol para cobri-lo durante o exame, são elementos que expressam o modo como o acolhimento é valorizado.

A dimensão afetiva da consulta tem sua expressão no acolhimento do paciente, em geral, um sujeito fragilizado diante da doença ou de um sofrimento e que deposita muitas esperanças no médico que o atende. O ato de acolher implica uma relação de respeito e solidariedade com o paciente, entendendo seus medos diante da doença, suas expectativas, suas desconfianças. As palavras iniciais, a postura do médico, suas atitudes, o tom de voz, as expressões faciais, que constituem as formas de comunicação verbal e não verbal, são decisivas para que o paciente se sinta acolhido. Um aperto de mãos, uma mão sobre o ombro contribuem para diminuir as tensões que esse indivíduo carrega no momento em que procura uma ajuda médica.

Em um primeiro momento, é importante saber o motivo da procura do atendimento. Qual a preocupação que levou o paciente a vir àquele serviço. Ao final da consulta, as razões apontadas para a consulta devem ter sido consideradas pelo médico. Ou seja, o paciente precisa ter suas expectativas atendidas.

Nesse contato inicial, a coleta de dados que permitem a identificação do paciente, visa também esclarecer o seu grau de instrução, definindo as potencialidades de compreensão quanto às decisões que deverão ser tomadas para o tratamento.

Queixa

O tipo de serviço onde a consulta se realiza determina tanto os objetivos como os elementos que serão necessários para se alcançar tais objetivos, previamente definidos para a consulta. As consultas nos serviços de emergência ou de pronto atendimento, estão centradas nos sintomas apresentados e nos meios disponíveis para o seu tratamento, dada a urgência que é colocada, tanto pela doença quanto pelo paciente. Nos ambulatórios ou nas clínicas privadas, por não haver a pressão para a resolução imediata do sintoma, é possível encaminhar a abordagem da queixa de modo a se obter uma compreensão mais ampla dos determinantes daquele adoecimento.

A consulta pode ser motivada pela percepção de um sintoma que antecipa a descoberta de uma doença ou, como freqüentemente referido, nesse texto, por um sofrimento expresso de forma difusa em várias queixas ou, ainda, ser induzida pelas propostas de promoção da saúde que, muitas vezes se traduzem na realização de um *check up*.

O médico, inicialmente, tem que identificar as repercussões da queixa para o paciente. Quais as hipóteses diagnósticas que o indivíduo já formulou e que o levaram a procurar ajuda. As pessoas, ao perceberem alguma alteração no funcionamento do seu corpo, costumam levantar suspeitas do que pode ser a causa do problema apresentado. É preciso identificar essas suspeitas para que o médico possa esclarecer as possíveis causas, desfazer medos incompatíveis e conseguir tranqüilizar o paciente. Para saber quais as hipóteses diagnósticas que o paciente já fez, o médico deve lhe perguntar diretamente. Quando se pergunta o que o paciente acha que pode ser a causa dos seus sintomas, em geral, ele responde que não sabe, na segunda vez que lhe é feita a pergunta, ele ainda repete que não sabe. É preciso, então, mudar a pergunta: *o que o senhor(a) tem medo que seja?* Em geral, na terceira vez que se indaga, o paciente costuma dizer qual a sua hipótese diagnóstica, que tanto o preocupa.

A compreensão que o paciente tem da doença indica ao médico que tipo de explicações deverão ser dadas e a forma como essas informações devem ser repassadas.

O modo como cada um reage diante de uma queixa é bastante diverso e é determinado pelas experiências anteriores de doenças, pelo grau de instrução e informação sobre as doenças e pela estrutura psíquica do indivíduo. Portanto, uma mesma doença pode se expressar por vários tipos de queixas e com diferentes graus de sofrimento. É preciso entender que o problema expresso na queixa deve ser compreendido para além da dimensão física, nos seus aspectos psicológicos, sociais e culturais. Além disso, muitos problemas de ordem psicológica expressam-se por meio de sintomas que podem sugerir doenças. Dessa forma, no modelo "queixa conduta", o reducionismo que leva o médico a já fazer um diagnóstico, a partir da queixa inicial, e instituir imediatamente o tratamento, não permite realmente conhecer não só o diagnóstico, mas principalmente o paciente e os demais aspectos ligados a essa queixa, contribuindo para a pouca resolubilidade da consulta.

História da Doença Atual

O processo para construir a História da Doença Atual (HDA) deve seguir a lógica de uma investigação, levantando-se suspeitas ou dúvidas que desencadeiam mais perguntas e afastam outras. Tendo como base o paradigma indiciário de Ginzburg, no qual pequenos indícios permitem identificar aspectos esclarecedores sobre a queixa inicial, devem ser levantadas hipóteses que suscitam novas indagações. É evidente que esse processo demanda uma atitude curiosa e um olhar atento para enxergar esses detalhes constituintes dos indícios que apontarão as direções de investigação clínica. Assim, essa atitude curiosa deve levar o médico a sempre indagar os porquês para cada resposta do paciente. Não é por acaso que tanto Conan Doyle, autor de Sherlock Holmes, e o próprio Ginzburg tenham sido médicos.

É preciso esclarecer a cronologia dos fatos ligados à queixa, os fatores associados, as providências tomadas quanto ao tratamento, os resultados iniciais desses tratamentos e as repercussões de todo esse processo na vida do indivíduo e de sua família. É preciso lembrar que a identificação de como todos os fatos ocorreram e, principalmente, a cronologia dos eventos não é um processo fácil. O paciente, diante do seu sofrimento, muitas vezes apresenta-se ansioso, confuso, o que dificulta a realização da anamnese. Nesse aspecto, a habilidade de comunicação do médico pode ajudar a garantir uma lógica nas perguntas que o ajude a conseguir relatar todos os fatos que aconteceram na sua história da maneira mais objetiva possível.

Na descrição dos sintomas pelo paciente, é muito comum a "ampliação do sintoma", ou seja, há uma tendência a aumentar a intensidade dos sinais e sintomas. Essa tendência expressa o modo como ele percebe e vivencia o sintoma, portanto, não se pode simplesmente classificar o paciente de "exagerado" ou "mentiroso". Muito menos desqualificar a importância das suas queixas, porque o sofrimento está relacionado à dimensão de como ele percebe as manifestações da sua doença. Em um atendimento realizado pela autora, a mãe de uma paciente chegou a anotar, em um recordatório sobre a diarréia da sua filha, 65 evacuações em um período de 12 horas. É preciso entender que essa era a diarréia percebida pela mãe e que deve ser considerada. Não há nenhum benefício em tentar mostrar o exagero, o importante é compreender o significado e a magnitude que aquela diarréia estava tendo para a mãe.

Roteiro da anamnese

Na prática médica, costuma-se utilizar um roteiro para a anamnese, um instrumento que visa organizar e direcionar as perguntas que devem ser feitas ao paciente. O roteiro pode conter perguntas abertas ou fechadas, existem diferentes graus de como um roteiro pode ser fechado ou aberto. Os roteiros, entretanto, não são instrumentos neutros e sua elaboração define que aspectos serão priorizados na investigação diagnóstica. Modelos biologicistas e mecanicistas de compreensão do processo saúde/doença darão maior relevância aos aspectos orgânicos da queixa. A percepção do processo saúde/ doença, como socialmente determinado, direcionará de forma diferente essa investigação, voltando o olhar, também, para as condições de vida do sujeito que contribuíram para aquela doença/sofrimento. O roteiro, portanto, parte de uma dada compreensão prévia sobre a doença. Ele pode ser muito útil, fornecendo ao clínico uma ferramenta para iniciar a investigação, mas pode ser uma armadilha, que amarre a investigação dentro dos limites de suas questões previamente formuladas. Muitas vezes, a preocupação em seguir rigidamente o roteiro faz com que as perguntas feitas pelo profissional não tenham relação com as respostas dadas pelo paciente, no instante anterior. É importante que ele não iniba a iniciativa e a curiosidade do médico, que deve flexibilizar e personalizar o roteiro a partir das respostas e perguntas formuladas pelo paciente.

A concepção organicista muitas vezes leva o clínico a conversar com a doença, esquecendo o sujeito que dá concretude a essa doença. Campos, na sua proposta da clínica ampliada, comenta que não se deve isolar a doença para se enxergar o paciente na sua subjetividade. A doença é parte constitutiva do sujeito, não é possível compreendê-la sem o sujeito, como, também, não há doença sem sujeito (Campos, 2003).

A doença que é descrita nos livros, só existe nos livros. É comum, durante o aprendizado, os alunos serem chamados para verem "um caso de livro". Casos que se aproximam mais do que está descrito nos livros e que são raros. A doença descrita nos livros é, na verdade, uma abstração, construída a partir de uma série de casos descritos. A queixa de um desconforto respiratório assumirá várias características de apresentação e evolução na dependência das condições individuais de saúde e, principalmente, das condições de vida que definem os fatores que irão interferir na evolução da doença, principalmente, o acesso ao tratamento, aos cuidados nutricionais, às condições de moradia e aos processos de elaboração, por parte do sujeito, do sofrimento causado por esse desconforto.

É interessante chamar a atenção para as várias dimensões do sofrimento explicitado na queixa. Na língua inglesa existem duas palavras, com significados diferentes, para nomear a doença, as quais permitem diferenciar essas dimensões: a *disease* a doença em seus aspectos fisiopatológicos, objetivos, e a *illness* que compreende a dimensão do sofrimento trazido pela doença (*disease*), a subjetividade.

Ainda em relação à anamnese, é preciso destacar os vieses que comprometem uma visão mais próxima da realidade apresentada pelo paciente. Frases como "esse menino só pode ter verminose" expressam visões preconceituosas que negam o outro, o sujeito/paciente, que tem uma história, colocando-o em categorias previamente concebidas: criança pobre só pode ter verminose.

Em uma experiência de ensino vivenciada pela autora, ao solicitar que os alunos discutissem uma história clínica cujo principal foco era o atraso no desenvolvimento infantil, para a mesma história, caminhos diferentes de raciocínio puderam ser observados, quando apenas se mudava o nome da criança. Na história em que o nome da criança era mais comum ao grupo social de renda mais elevada, as hipóteses sobre a causa do atraso do desenvolvimento apresentado pela criança eram direcionadas para problemas orgânicos, doenças congênitas, alterações metabólicas, entre outras. Quando o nome da criança era mais freqüente no meio social mais desfavorecido economicamente, as hipóteses dirigiam-se a problemas como a desnutrição, falta de cuidado da mãe, não-seguimento da criança nos serviços de saúde. O mais interessante, ainda, foi constatar que, em ambos os casos, as hipóteses feitas não encontravam nenhum fundamento a partir da história apresentada. Isso demonstra, também, que muitas vezes o diagnóstico é feito a partir da queixa e das características do paciente, independente da história do paciente.

Escuta do paciente

Uma atitude aberta, de escuta atenta, propicia a participação ativa do paciente, que permite ao médico agregar novos dados para a compreensão do seu problema.

A escuta do paciente é um dos aspectos mais comprometidos nas consultas. Como já comentado, as consultas do tipo "queixa/conduta" reduzem a anamnese apenas à queixa inicial. Marvel, Epstein, Flowers e Beckman (1999), em um estudo sobre o modo como os médicos identificam a "agenda" de queixas que o paciente traz para a consulta, observaram que o tempo médio disponível para o paciente, inicialmente, expressar suas queixas, antes de o médico fazer o primeiro redirecionamento da anamnese, foi de 23,1 segundos. De acordo com esses autores, essa interrupção do paciente ocorre, na maioria das vezes (76%), após a primeira queixa. Os médicos comumente redirecionam o foco da entrevista clínica antes de dar ao paciente a oportunidade de expressar todas as suas queixas.

Os autores comentam ainda, que a baixa freqüência (28%) com que os médicos experientes solicitam ao paciente que complete suas queixas, observada no seu estudo, foi semelhante à encontrada por Beckman e Frankell em trabalho realizado 12 anos antes com médicos residentes. Ainda segundo esses mesmos autores, uma vez que a discussão havia sido focalizada em um problema específico, o retorno para a exposição de outras queixas foi muito baixo (8%). A barreira mais freqüentemente observada para que o paciente possa completar sua "agenda" é a utilização, pelo médico, de questões fechadas no interrogatório (28,4%) e a não-solicitação do médico (24,6%) para que o paciente volte a expor novas queixas.

Nas observações da autora, o médico dirige a entrevista de modo que o paciente responda e pergunte apenas o que lhe interessa para fechar o diagnóstico que já formulou. Perguntas que parecem não depender de uma resposta sucedem-se rapidamente. Quando o paciente se estende no relato de um fato, para ele de grande importância, é comum o médico interrompê-lo, com outra pergunta.

Esse modelo de consulta tem como referência o paradigma da *Medicina centrada no médico*. O paciente não tem a oportunidade de expressar a totalidade das suas demandas. Por outro lado, não é possível apreender toda a dimensão de um sofrimento, que é resumido em uma queixa de dor no peito. Em geral, nesse paradigma é mais fácil entender essas manifestações sob a óptica do modelo biomédico, organicista, que se resolve por meio de medicamentos. Essa medicalização das queixas trazidas para a consulta é uma prática muito freqüente nos serviços de saúde.

No paradigma citado, o objetivo central do processo diagnóstico não é reconhecer a pessoa na sua totalidade, mas a localização da doença no corpo e a identificação dos fatores etiológicos. Nesse processo, a subje-tividade do médico, também não tem lugar, sendo importante apenas sua qualificação técnica. Essa forma de pensar a doença e as possibilidades de intervenção sobre ela decorre do caminhar histórico da Medicina e da sua articulação com as transformações sociais, econômicas, científicas e culturais que ocorreram no mundo moderno. É a busca da objetividade da doença no corpo que estrutura o processo diagnóstico utilizado nos componentes da consulta médica. Esse modelo clínico é bastante adequado quando se trata de uma moléstia infecciosa, onde a explicação da doença tende a se limitar apenas ao modelo biológico. Quando não há uma doença orgânica ou quando o objetivo da consulta é a identificação de condições que podem constituir um risco para uma enfermidade futura, esse modelo se mostra bastante inadequado.

Inverter esse processo para o paradigma da *Medicina centrada no paciente* possibilita um entendimento maior da demanda que é trazida pelo paciente, o que significa ouvir todas as suas queixas, procurando entender os determinantes que contribuíram para o adoecimento. Entender a doença e o sujeito doente; e como ele vivencia a sua doença. Esse aspecto é fundamental quando se trata de uma enfermidade crônica, em que as agudizações estão fortemente relacionadas ao modo como o sujeito compreende sua doença e as condições de que dispõe para lidar com as suas manifestações.

A escuta e o olhar atentos são essenciais para a integralidade da atenção. Mattos (2004), ao discutir os sentidos da integralidade, ressalta a importância da recusa ao reducionismo na atenção à saúde, acentuando que: "Um sujeito diante de um profissional de saúde não se reduz à lesão que eventualmente lhe provoca um sofrimento. Tampouco se restringe a um corpo com lesões silenciosas à espera de um olhar astuto que as descubra. Tampouco se limita a um conjunto de situações ou fatores de risco." Esse autor posiciona-se contra o assistencialismo e o preventivismo radical e ressalta a importância da apreensão ampliada das necessidades e, principalmente, de contextualizar o sofrimento, a doença e as propostas de intervenção na vida de cada um.

Diálogo na consulta

A capacidade de saber ouvir o paciente e manter o diálogo, garantindo a objetividade necessária para a obtenção dos dados relevantes da história do paciente é essencial na clínica, constituindo um dos elementos da anamnese. Entretanto, é preciso desmistificar a idéia de que a facilidade que alguns médicos têm para manter um diálogo seja um dom ou uma arte. Atualmente, é possível entender essa facilidade como uma habilidade que pode ser aprendida. O capítulo sobre as habilidades de comunicação deste livro tem justamente a intenção de fornecer elementos para melhorar o diálogo do médico com o paciente.

Um dos aspectos que reforçam a idéia de que a capacidade de dialogar pode ser aprendida é a observação de que aqueles que se comunicam bem são mais atentos ao que o outro fala, como se movimenta, como se expressa por meio verbal ou não verbal, reforçando, assim, a necessidade de interagir com todas as formas de expressão do paciente.

O diálogo entre o médico e o paciente vai depender, portanto, de como o médico desenvolveu sua capacidade de comunicação com o paciente e do modo como o primeiro reconhece no outro tanto direitos como condições de participar desse *colóquio singular*, como o define Boltanski. Esse reconhecimento está definido pela diferença de classe entre o médico e o paciente. Na experiência de Boltanski, o diálogo reduz-se a um monólogo do médico e cabe ao paciente apenas responder às perguntas.

Os valores culturais e as diferenças no equipamento lingüístico quando a relação ocorre entre o médico e pacientes de nível socioeconômico diferente dificultam, mas não impedem que o diálogo se estabeleça. No diálogo nessas situações, em que os valores e os conceitos são ordenados segundo esquemas lógicos distintos, constituindo visões de mundo diferentes, o que muitas vezes se observa são dois discursos que se desenvolvem paralelamente na consulta e que parecem caracterizar o diálogo possível.

É importante, portanto, que o médico procure entender o que o paciente realmente quer dizer com aquelas palavras, para poder compreender suas expectativas e desejos. Nessa perspectiva, o médico deve procurar conhecer o modo de falar da população que atende, pois a diferença não é apenas nos termos, mas no significado e no peso das palavras. Em especial, quando se trata de um médico que vai trabalhar em comunidades novas para ele, é imprescindível conhecer os costumes e hábitos da população.

Muitas vezes, a diferença de grau de instrução faz com que o médico não se empenhe na conversação. Como a anamnese tem como base principal o diálogo, essa atitude pode prejudicar o conhecimento, por parte do médico, de fatos importantes para o esclarecimento da queixa trazida.

A identificação desses aspectos, assim como os pressupostos que embasam os comportamentos dos profissionais de saúde e do paciente, não deve levar ao imobilismo ou servir de justificativa para a forma como o médico se relaciona com a clientela. A identificação das variáveis que atuam nessa relação deve ajudar o profissional a entender as dificuldades de compreensão e as resistências, por parte do paciente, às orientações e às propostas terapêuticas.

A proximidade nos discursos entre o médico e o paciente de grupos sociais semelhantes favorece a conversação, mas, mesmo assim, é preciso atenção e cuidado para entender o que o paciente com aquelas palavras quer expressar.

Tempo na consulta

Uma das justificativas mais freqüentes para a baixa qualidade das consultas é o tempo disponível para cada paciente. A maioria dos serviços públicos trabalha com o agendamento de 16 consultas por período de quatro horas, ou seja, 15 minutos para cada consulta. Na Inglaterra, os médicos generalistas dispõem de apenas dez minutos.

De imediato, vem a sensação de que com esse tempo é impossível realizar todos os passos que uma boa clínica exige. Esse tempo, porém, quando bem administrado, é bastante razoável. Com uma clientela fixa, em que o médico já conhece seus pacientes, é possível organizar o tempo.

As necessidades, nas consultas, não são iguais para todos os pacientes. Assim, uns precisarão de 20 ou 30 minutos, enquanto alguns retornos recentes ou consultas para checar exames poderão ser resolvidos em 5 minutos ou menos. Cabe ao médico organizar sua agenda para distribuir os pacientes, considerando a necessidade de tempo que cada um necessita. Portanto, o fator tempo não pode ser visto como limitante da qualidade da consulta.

Diante de pacientes com problemas que demandam uma investigação clínica mais prolongada, o médico pode completar a anamnese em duas ou três consultas para ter uma idéia mais completa do problema. Em geral, quando a queixa não é orgânica e é necessário compreender a dinâmica das relações do paciente, as quais podem contribuir para o problema referido, essa estratégia de ouvir o paciente em várias ocasiões permite um conhecimento melhor do paciente e, conseqüentemente, oferece mais elementos para que o médico possa fazer suas hipóteses diagnósticas e elaborar planos de conduta.

Na observação da autora, de consultas realizadas na rede de serviços públicos de vários municípios brasileiros, as consultas nunca chegavam a 5 minutos.

Um artigo publicado no *The New England Journal of Medicine* de janeiro de 2001, procurou avaliar se o tempo das consultas médicas estava diminuindo. Foi analisado o tempo dispendido nas consultas realizadas no âmbito de dois grandes prestadores americanos, durante o período de 1989 a 1998. Concluiu-se, contrariando as expectativas, que não houve redução do tempo de consulta, tendo sido até registrada alguma tendência para um ligeiro aumento de 1 a 2 minutos. O tempo médio de duração das consultas foi de 16,3 a 20,4 minutos.

As diferentes realidades em que a consulta ocorre podem demandar tempos diferentes, de acordo com o paciente, o problema apresentado e o tipo de serviço. É preciso considerar, todavia, que a questão maior diz respeito ao "tempo objetivo" e ao "tempo subjetivo". Qual a expectativa sobre o tempo da consulta para os diferentes pacientes. Em pesquisa realizada pela autora, o tempo não era a questão mais importante no que se refere à qualidade, quando a consulta era dirigida a pacientes de nível socioeconômico mais baixo e, portanto, com valores diferentes. Segundo um depoimento obtido, "o médico não precisa ficar um tempo todo para saber o que a gente tem, ele tem um sexto sentido que logo ele fica sabendo". Esse caráter mágico do trabalho médico ainda persiste para uma determinada camada da população.

Como, entretanto, o principal fator da avaliação positiva da clientela é a atenção recebida do médico, o tempo pode contribuir para um bom resultado na avaliação da consulta, na medida em que o profissional pode ter mais condições de estabelecer o diálogo na consulta. Vale destacar o fato de que o tempo não chega a ser o aspecto essencial, ou mesmo principal, para essa avaliação, pois a atenção pode ser obtida de diversas maneiras.

A queixa dos profissionais relativa ao pouco tempo para a consulta decorre, em parte, das exigências burocráticas de preenchimento de formulários que ocupam o médico, prejudicando o tempo de relação.

Interrogatório sobre os diferentes aparelhos

No interrogatório sobre os diferentes aparelhos (ISDA), o médico procura identificar outros problemas não referidos na HDA. Alguns desses problemas podem estar diretamente relacionados à queixa principal e precisam ser detalhados para ajudar na compreensão daquela queixa. Por exemplo, na história de uma criança com crises de chiado no peito, podem não ter sido referidos os sintomas que indicam a presença de uma rinite alérgica, o que constitui mais um fator para definir o diagnóstico da sibilância como asma. Outros problemas que surgem no interrogatório deverão ser anotados para investigação.

Algumas perguntas visam esclarecer como estão as funções fisiológicas, como as evacuações, diurese, sono. No caso da criança, que tende a reagir de forma global e inespecífica, é importante conhecer todas as repercussões que o problema relatado na queixa tem sobre o organismo infantil.

História alimentar

Atualmente, sabe-se que muitos problemas de saúde são influenciados pela dieta. Doenças como o diabetes, a hipertensão arterial, a hipercolesterolemia, a obstipação intestinal crônica, as manifestações alérgicas, entre outras, têm uma evolução estreitamente ligada ao padrão alimentar. Outro grande problema de saúde, representado pela obesidade, tem na história alimentar as principais informações para o diagnóstico e conduta.

Na criança, a história alimentar pregressa e atual permite qualificar o estado nutricional e suspeitar diagnósticos como a anemia ferropriva, decorrente do excesso da dieta láctea. A identificação do padrão alimentar na anamnese da criança constitui um dos pontos mais importantes da consulta, que muitas vezes tem como queixa principal a célebre afirmação: "meu filho não come, nada, nada, nada, nada..." situação que é abordada no capítulo sobre a consulta da criança. Aliás, a história alimentar na anamnese da criança ganha um destaque fundamental por se relacionar à nutrição de um ser em crescimento e desenvolvimento.

Na obtenção do padrão alimentar, é preciso identificar o modo como acontecem as refeições, o ambiente, o número e horário das refeições, as preferências e recusas alimentares, o tempo de que o paciente dispõe para se alimentar. É importante, ainda, conhecer os valores socioculturais referentes à alimentação, os tabus alimentares, os hábitos alimentares da comunidade e da família, os rituais alimentares, a disponibilidade de alimentos na comunidade e o poder de compra da família. As condições de habitação e de saneamento básico são decisivas para o conhecimento das possibilidades de armazenamento dos gêneros alimentares e, portanto, da higiene alimentar. Esse último aspecto é fundamental nas queixas de ocorrência de episódios de infecção intestinal. Enfim, é preciso caracterizar todos os aspectos relacionados às refeições e que interferem no padrão alimentar.

A história alimentar é um dos pontos mais difíceis de se obter na anamnese. Em geral, as pessoas respondem às perguntas sobre a alimentação de forma idealizada, formando um padrão alimentar que se repete na história de todos os pacientes. São referidos todos os alimentos necessários a uma boa nutrição, o que, na prática, na maioria das vezes, não corresponde à realidade. No caso da população de baixa-renda, existe um certo pudor de confessar a baixa ingesta por questões financeiras, porém o dia alimentar relatado evidencia que essa população sabe qual deve ser a alimentação adequada, embora não tenha acesso ao seu consumo.

Quando o conhecimento do conteúdo da alimentação é fundamental para o diagnóstico ou para a definição da terapêutica, está indicado pedir um relatório do dia alimentar, que pode ser feito na consulta, pedindo-se ao paciente que relate o que foi consumido desde a hora em que acordou até o momento em que foi se deitar. Outra alternativa é solicitar ao paciente que preencha esse recordatório em casa, à medida que for ingerindo os alimentos.

Todas essas formas de coletar a história alimentar constituem tentativas de se aproximar do real, mas sabe-se que ainda estão bastante distantes do que realmente acontece no quotidiano desses indivíduos.

É interessante notar que as dietas relatadas ou registradas nos recordatórios, por pacientes obesos, são totalmente incompatíveis com o peso que apresentam. Deve-se entender os mecanismos de defesa que levam o paciente a *falsear* as informações. São pessoas que precisam de apoio e que necessitam ser entendidas nas suas dificuldades para seguir uma dieta.

As habilidades do médico na comunicação com o paciente são fundamentais para a compreensão do significado da alimentação para o paciente.

Antecedentes pessoais

Conhecer o passado do paciente ou sua história sanitária possibilita fazer relações de problemas anteriores com a queixa atual. A história sanitária pregressa – com o conhecimento de doenças anteriores, acidentes, internações, cirurgias, atendimentos em serviços de emergência ou, ainda, afastamento do trabalho por doença ou dias acamados – ajuda a compreender a experiência do paciente com as doenças. Quando a queixa principal é uma patologia crônica, os antecedentes pessoais assumem maior importância, pois é preciso entender o modo como o paciente vivenciou e vivencia todos os episódios de adoecimento relacionados à sua moléstia de base.

Antecedentes familiares

O relato das doenças presentes nos membros da família tanto indica a possibilidade do paciente vir a apresentá-las, no caso de história de enfermidades com um componente hereditário como o câncer, o diabetes, as cardiopatias, como permite caracterizar o perfil sanitário da família. Especificamente, a presença do mesmo tipo de queixa do paciente em outros familiares pode direcionar o diagnóstico. Estima-se que o risco de asma no descendente de ambos os pais atópicos é de 40 a 60%, e, quando apenas um dos genitores é afetado, esse risco fica entre 20 e 40%, e, se apenas um dos irmãos é atópico, o risco varia entre 25 e 35% (ref). A história de familiares com anemia deve levantar a suspeita de hemoglobinopatias. Oster e Nielsen (1972), chamam a atenção para a presença de parentes com queixas de dores, em crianças com história de dores recorrentes. Em um estudo clássico sobre dores recorrentes, esses autores observaram que um terço dessas famílias tinham algum problema de saúde que evoluía com queixa de dor crônica, ao que eles denominaram de "famílias doloridas".

Até o momento, a anamnese foi centrada no evento doença, tanto no paciente como nos familiares. É preciso agora conhecer esse indivíduo que está em consulta. Para isso é preciso inseri-lo em uma família, caracterizá-la do ponto de vista social, cultural e econômico.

Família

A inserção do paciente em uma dada família é um passo importante na definição de possibilidades diagnósticas e terapêuticas. A composição familiar define limites para o plano terapêutico. Quem é esse doente? O chefe de família, responsável pelo sustento de todos os seus membros ou apenas um dependente dos pais? Qual a composição da família, quantos filhos, que outros membros agregados constituem a família? Que papel tem a mulher nessa família? Quem pode ser o cuidador do paciente? São perguntas cujas respostas vão ajudar a definir a condução do caso pelo médico.

Dessa forma, é necessário descrever a família, caracterizando o grau de parentesco, as idades, condições de saúde, escolaridades e ocupações dos seus membros.

Vale lembrar que o conceito de família tem mudado ao longo do tempo, portanto, deve-se entender qual o núcleo de pessoas que constitui aquela família específica.

O levantamento das condições de saúde da família ajuda a compreender como a família lida com o processo saúde/doença. A presença dos familiares na consulta e a relação que mantêm com o paciente, além de informações específicas colhidas até então, permitem compreender o modo como a doença daquele indivíduo repercute em cada um dos outros membros e no conjunto da família.

Núcleos familiares com evidente comprometimento da dinâmica das suas relações podem sugerir componentes emocionais na gênese da doença ou nas agudizações das enfermidades crônicas.

Condições de vida

A inserção social da família define o acesso aos bens produzidos na sociedade, principalmente o tipo de serviço de saúde a que tem acesso. A renda familiar é um dado bastante difícil de se obter, sendo avaliada indiretamente pelas informações sobre ocupação e grau de escolaridade do paciente e dos outros membros da família.

No caso da criança, assume grande importância a escolaridade da mãe, fato comprovadamente associado à mortalidade infantil. A escolaridade é um indicador, também, do grau de acesso às informações sobre saúde. Algumas ocupações, embora apresentem baixa remuneração, correspondem a um nível de escolaridade que favorece o contato com as informações sobre a promoção da saúde e os meios para evitar doenças. A ocupação é ainda um fator importante na gênese ou no agravamento do quadro mórbido, como é o caso das profissões sedentárias no obeso e no hipertenso, ou as ocupações que lidam com produtos alergênicos, nos asmáticos.

A procedência da família pode sugerir o diagnóstico de doenças prevalentes na região de origem, sendo também importante para se conhecer os hábitos e valores culturais que criam situações de proteção ou de risco para os agravos ou, ainda, facilitam ou dificultam as medidas terapêuticas.

O local de moradia, nas cidades onde há estratificação sociocultural geograficamente definida, ajuda a formar uma idéia sobre as condições de tratamento que podem ser propostas. As condições de habitação, saneamento básico, fatores alergênicos – como a presença de fumantes, animais, excesso de pó – são fundamentais para identificar fatores de risco para doenças infecciosas, manifestações alérgicas, entre outras. Essas informações permitem que já sejam feitas orientações voltadas para a higiene ambiental, consideradas as limitações socioeconômicas.

As situações de risco para acidentes, tanto domiciliares como nos locais de trabalho, devem ser pesquisadas na perspectiva da prevenção de acidentes.

O conhecimento do paciente vai se delineando com as informações sobre cada um dos tópicos aqui abordados. Esse conhecimento será sempre incompleto e influenciado pelos referenciais do médico e do paciente. As condições objetivas em que acontece a consulta e a relação entre as subjetividades do médico e do paciente permitem que ambos tenham uma representação do outro e elaborem realidades com as quais vão lidar durante o processo do cuidado.

EXAME FÍSICO

Continuando a dimensão cognoscente, parte-se para o exame físico, que possibilita obter os sinais, ou seja, as manifestações mais objetivas da doença. Esse é um momento de muita tensão tanto para a criança como para os adultos e idosos. O medo das descobertas que estão por vir no contato com o corpo-sede da doença, associado ao pudor em mostrar esse corpo, pode levar a diferentes reações por parte do paciente, desde comportamentos de recusa explícita até reações somáticas, do tipo taquicardia, sudorese. Enfim, o médico deve ser bastante cuidadoso ao proceder ao exame, respeitando todos esses temores.

O respeito deve começar por proporcionar a privacidade requerida para o exame. Antes de tudo, é necessário garantir que ninguém possa entrar no consultório durante o exame. Nos serviços públicos de saúde, é comum a invasão dos consultórios por todos os profissionais, pelos mais diversos e irrelevantes motivos. Costuma-se bater à porta e entrar sem que seja necessária a autorização por parte de quem está fazendo a consulta. Por isso, é preferível que a porta esteja devidamente trancada, para dar maior segurança ao paciente.

O paciente precisa estar com o mínimo de vestuário ou mesmo utilizar um avental apropriado. Ele necessita de privacidade para despir-se, assim, a presença de um biombo contribui para que o paciente se sinta mais preservado e relaxado. Durante o exame, deve ser coberto por um lençol. É interessante ter alguém presente durante o exame, seja um parente, acompanhante ou um atendente. Esses aspectos contribuem para tranqüilizar o paciente, dando condições para que o médico realize toda a propedêutica necessária.

É importante que o médico informe os procedimentos que irá realizar, para deixar o paciente mais tranqüilo. Os procedimentos dolorosos ou mais constrangedores devem ser deixados para o final. Mesmo a aferição da pressão é melhor que seja feita no final da consulta, pois o conhecimento de um valor elevado quando essa medida é realizada no início da consulta pode deixar o paciente apreensivo.

É fundamental obter-se a altura, o peso e a pressão arterial na consulta inicial e os dois últimos parâmetros em todas as consultas. Na criança, a altura e o peso são obrigatórios em todas os atendimentos e, naquelas menores de dois anos, deve-se acrescentar o perímetro cefálico. Outras medidas serão indicadas pela queixa apresentada. O exame físico inicial, nas consultas ambulatoriais, deve ser sempre o mais completo possível, tendo como foco mais específico aqueles setores que podem estar mais diretamente relacionados à queixa, como é o caso do pulmão na queixa de tosse ou dispnéia. Nas consultas de retorno, o médico poderá decidir a necessidade dos procedimentos, mas sempre é desejável que os principais sistemas sejam verificados. Nas crianças, cujas características principais são o crescimento e o desenvolvimento, o exame deve ser sempre completo. Nas consultas nos serviços de emergência, o exame é direcionado pela queixa.

Em todas essas situações do exame físico, o médico deve seguir uma sistemática que organize os procedimentos, para que não seja esquecido nenhum componente do exame. Na criança, o exame é, preferencialmente, feito por segmentos, seja no sentido craniocaudal ou vice-versa.

FORMULAÇÃO DO DIAGNÓSTICO

O diagnóstico vai sendo elaborado ao longo de toda a consulta. As hipóteses iniciais são confirmadas ou afastadas. É possível, entretanto, terminar a consulta sem que um diagnóstico final possa ser firmado. Vão ser necessárias outras consultas e alguns procedimentos a mais para que se tenha uma aproximação maior do problema trazido pelo paciente. Assim, a investigação clínica precisa ser completada para que se possa finalizar uma hipótese diagnóstica. Pode ser requerida a participação de profissionais de outras áreas não médicas, para agregar mais informações que completem a avaliação clínica. É preciso, porém, ter cuidado com a referência a outros profissionais que não deve ser uma rotina, e sim determinada pela necessidade de cada caso, avaliado individualmente.

As evidências resultantes da clínica, na grande maioria dos casos, são suficientes para elaborar os diagnósticos pertinentes a todas as queixas referidas. Daí a importância da clínica como o elemento que não só define o diagnóstico como também orienta os exames subsidiários necessários e fornece os elementos para a definição do plano terapêutico.

Atualmente assiste-se à desvalorização da clínica, que passa a ser suplantada pelos exames complementares. Porto (2001) define esse momento como a morte do paradigma clínico que é substituído pelo paradigma anatômico. Os exames de imagem aparecem como únicos elementos que podem firmar um diagnóstico, desqualificando todas as evidências que podem ser obtidas na clínica.

Observa-se um exagero na solicitação de exames complementares que não obedecem uma linha de raciocínio, sendo pedidos todos ao mesmo tempo, quando o resultado de alguns poderia dispensar a solicitação de outros. É importante que sejam definidos critérios objetivos para a solicitação de exames, com a finalidade de evitar pedidos de exames desnecessários. Gianini (2004) comenta que "persiste o raciocínio de que a clínica, por melhor que fosse, deixaria escapar coisas mais complexas, que os exames laboratoriais teriam o poder de descobrir". É a mitificação dos exames e a negação da clínica. A solicitação de um exame deve ser precedida de uma hipótese sobre o que se deseja esclarecer com aquele exame, ou seja, confirmar ou refutar uma hipótese levantada pela clínica.

O mesmo exagero acontece em relação ao encaminhamento para os especialistas. A baixa resolubilidade da atenção básica é expressa no número de encaminhamentos sem justificativa convincente, ou mesmo sem nenhuma justificativa, e que mostram ser totalmente desnecessários.

Esses encaminhamentos refletem a má qualidade da formação clínica dos médicos e o descompromisso em assumir o paciente, transferindo sempre a responsabilidade para outros profissionais.

O encaminhamento para o especialista deve ocorrer a partir do momento em que se fizer uma hipótese de se tratar de uma enfermidade mais rara, portanto, que não é do domínio do generalista, ou que demande exames laboratoriais mais específicos, que requeiram práticas, também específicas para o seu manejo. É preciso aumentar a resolubilidade da atenção básica para se evitar o congestionamento para os especialistas, impedindo assim que os casos que realmente são do campo do especialista sejam atendidos.

No diagnóstico é preciso definir a natureza dos problemas apresentados. Além disso, deve-se procurar esclarecer as possíveis causas para esses problemas e ainda, identificar os fatores psicológicos, sociais e culturais envolvidos na sua gênese. O diagnóstico acompanha-se do prognóstico, ou seja, o que é possível pensar em termos de evolução dos problemas, a partir da análise de todas as informações que levaram ao diagnóstico.

Uma vez formuladas as hipóteses diagnósticas, um grande desafio para o médico é o modo como essa informação será transmitida para o paciente. Mesmo diagnósticos que parecem simples e sem gravidade podem ser percebidos pelo paciente, a partir de experiências pessoais anteriores, como algo muito grave. Portanto, é importante que as crenças e mitos sobre um determinado diagnóstico sejam explicitadas pelo paciente. Verificar qual a compreensão sobre o seu problema e que expectativas surgiram após o anúncio do diagnóstico.

A comunicação nesse aspecto é fundamental, incluindo tanto as habilidades de comunicação, quanto os sentimentos que são colocados na relação. Sentimentos por parte do médico que vão definir atitudes de continência, de indiferença ou de pouca importância, em relação às repercussões do diagnóstico para o paciente. Sentimentos por parte do paciente que podem tornar a comunicação mais difícil. Muitas vezes, o conhecimento do diagnóstico, principalmente quando se trata de doenças graves ou de prognóstico fechado, pode levar o paciente a reações inesperadas. Podem ocorrer reações de revolta, negação, contestação, até reações agressivas com o médico. O profissional tem de estar preparado para reagir adequadamente a essas manifestações e jamais entendê-las no plano pessoal, como uma reação à sua pessoa.

Muitas vezes, o médico poderá perceber que o paciente não tem condições de receber o diagnóstico e a decisão sobre que informações devem ser passadas pode ser discutida com os familiares.

É importante que o médico perceba o modo como o paciente entendeu o diagnóstico que lhe foi informado. Deve utilizar termos que possam ser devidamente compreendidos pelo paciente e certificar-se de que ele realmente está entendendo as implicações e as conseqüências do problema de saúde que apresenta. Saber se o paciente já tinha informações sobre aquela doença e acerca do seu tratamento e evolução, fornece elementos para conduzir o processo de discussão do plano terapêutico. Quais os mitos e crenças sobre essa doença, quais as formas de tratamento que são do conhecimento popular – são questões para esclarecer com o paciente e os familiares.

Como já foi comentado anteriormente, o paciente tem idéias próprias sobre as causas do seu problema e inclusive elabora diagnósticos. É preciso identificar as explicações que ele faz sobre a sua doença/sofrimento para que lhe seja possível assimilar as informações dadas pelo médico.

Em uma situação vivenciada pela autora, o médico afirmava a necessidade de prosseguir na investigação laboratorial para uma criança de 3 anos de idade, com queixa de dores nas pernas, uma vez que a queixa já durava mais de 6 meses e a família demonstrava grande aflição. Não havia sinais que indicassem a presença de doença orgânica. Procurando identificar as idéias e temores da mãe sobre a queixa da criança, ela afirmou que o marido havia, durante muito tempo, sentido dores no corpo, para as quais sempre era dito não haver nenhum problema, até quando diagnosticaram um câncer do qual ele veio a falecer um ano antes. Após utilizar todos os argumentos para demonstrar que não havia possibilidade daquelas dores serem manifestação de um câncer, pôde-se constatar o alívio por parte da mãe. O mais importante, entretanto, foi ouvir a própria criança exclamar: "Graças a Deus". Quantas tensões, medos e sofrimentos poderiam ter sido evitados se esses fatos tivessem sido esclarecidos desde os primeiros atendimentos.

No registro dos diagnósticos na consulta ambulatorial, uma experiência interessante é a metodologia de anotação por problemas. No primeiro contato, a queixa inicial nem sempre pode ser transformada em diagnóstico. Um exemplo mais evidente é a queixa de febre, que pode ser anotada como

PRIMEIRA PARTE

"febre a esclarecer". Um quadro de broncoespasmo, em criança, deve levar algumas consultas para poder ser definido como asma. A anemia pode ser descrita como "anemia a esclarecer".

A sistemática de anotar os diagnósticos com números facilita o acompanhamento do que sucedeu com aquele diagnóstico nas consultas seguintes. Os números são fixos ao problema inicialmente referido. Assim, o diagnóstico de pneumonia terá o mesmo número em todas as consultas, até que, uma vez resolvido, ele desaparece e aquele número não será utilizado para outro diagnóstico. No Ambulatório de Pediatria do Instituto da Criança, todas as crianças recebem sempre os cinco diagnósticos básicos da criança: 1. crescimento; 2. nutrição; 3. alimentação; 4. desenvolvimento e 5. imunização. O diagnóstico de número 6 convencionou-se que seria o principal. O conceito de principal não guarda relação com a gravidade, mas refere-se à preocupação maior do paciente, portanto, é o diagnóstico do problema que motivou a ida à consulta. Isso ajuda também a lembrar qual a maior expectativa trazida pelo paciente, que deve ser atendida de alguma forma.

ELABORAÇÃO DO PLANO TERAPÊUTICO

A definição de um plano terapêutico efetiva-se à medida que os diagnósticos vão se firmando. Um plano terapêutico deve englobar todas as condutas, desde os medicamentos e exames necessários, as orientações dietéticas e as orientações referentes à adoção de hábitos de vida mais saudáveis. Trata-se agora de passar para a dimensão operativa da consulta.

Esse plano deve ser amplamente discutido com o paciente, respeitando-se o grau de compreensão deste. Isso implica que as explicações devem dar conta de todas as decisões que vão ser tomadas, mas que devem ser feitas de modo que o paciente possa compreender e participar das decisões. Quanto maior for a participação deste na tomada de decisões, maior será a aderência ao plano terapêutico.

A não-adesão ao tratamento sempre foi assumida como decorrente da inadequada compreensão das medidas propostas, por falta de uma comunicação efetiva. Hoje, sabe-se que essa não-adesão é muito mais devida a uma forma, deliberada ou não, de resistência, pelo fato de o paciente não ter sido devidamente convencido da sua necessidade.

A decisão sobre a terapêutica deve ser amplamente negociada com o paciente, escolhendo-se qual a melhor opção, que se adeque às rotinas e às condições de vida do paciente. É importante considerar os desejos, os medos, assim como as dificuldades objetivas do paciente em relação às propostas terapêuticas.

Na transmissão das condutas, o médico precisa estar ciente do poder que lhe confere a relação médico-paciente. O fato de ser portador de um saber, sobre o qual o outro pode não ter nenhum ou pouco domínio, faz com que o paciente reconheça um poder no médico. Esse poder se acentua pelo fato de o médico deter um saber impregnado de valores referentes à saúde e à doença, à vida e à morte. Acrescente-se, ainda, o estado de fragilização determinado pela doença ou sofrimento.

A autoridade decorrente desse poder, ou seja, fundamentada no saber, é um recurso que pode ser benéfico para se adquirir a confiança do paciente. Tal confiança, entretanto, será muito mais sólida se essa autoridade do saber for compartilhada com o paciente; ou seja, a transmissão dos conhecimentos por parte do profissional reforça o olhar de confiança do paciente nesse saber e permite que ele se apodere, também, desse saber, passando a ter um conhecimento maior sobre sua doença ou sofrimento.

O apoderamento do paciente é algo bastante desejável, pois, na medida em que ele se apropria dos fundamentos das condutas tomadas, torna-se mais fácil administrar as questões relativas ao seu tratamento.

Já as práticas autoritárias, muitas vezes observadas na transmissão das informações e das condutas terapêuticas, têm efeito reduzido no que diz respeito à adesão por parte do paciente. O recurso a informações aterrorizantes sobre as conseqüências do não-seguimento das condutas, na maioria das vezes, têm um efeito assustador e imobilizante, levando o paciente a não seguir tais condutas.

As atitudes autoritárias decorrem, também, da relação de poder que se instaura entre o profissional médico e a clientela e são acentuadas pela diferença de classe. Assim, o poder do médico pode se exercer por meio da autoridade, o que costuma ocorrer mais freqüentemente quando a relação ocorre entre membros de níveis sociais próximos e por meio de práticas autoritárias, mais comuns quanto maior for a diferença sociocultural entre os membros da relação.

A predominância de práticas autoritárias ou de coerção ou de práticas de autoridade ou de persuasão caracteriza o modo de realização do ritual médico, desde a disposição ambiental, às normas internas à consulta, à configuração da dinâmica própria à relação médico-paciente até o modo como é estabelecida a definição do plano terapêutico.

Atualmente, observa-se uma tendência na qual os profissionais explicitam tudo sobre a doença, de forma realística e já indicando a sua possível evolução. É preciso considerar que em se tratando de doenças de mau prognóstico, essa pode ser uma estratégia aterrorizante que tende a paralisar o paciente. A maneira como o médico transmite as informações deve ter como um dos principais objetivos mobilizar expectativas de reação do paciente no sentido de enfrentar da melhor maneira possível as manifestações clínicas que venham a aparecer. A atuação do médico, ou melhor, a relação que é estabelecida com o paciente, adquire um efeito terapêutico. Alguns profissionais, entretanto, tendem a fazer afirmações bastante negativas sobre o prognóstico da doença, com a justificativa de serem realistas. Essa conduta tem como efeito, justamente, o contrário do que foi dito anteriormente. O paciente tende a ficar deprimido, não contribuindo em nada para melhorar sua evolução.

Tem sido demonstrado que a satisfação da clientela está diretamente relacionada à atenção que é recebida. Uma atitude mais calorosa, continente e interessada do médico pode interferir no modo como a doença/sofrimento do paciente vai evoluir. Isso é particularmente importante nas queixas de origem psicossomáticas.

Não se pode esquecer de que, na situação de atendimento ambulatorial, ou seja, no atendimento em consultórios, quem conduz o tratamento é o paciente. É ele quem, em última instância, deve ter o poder de decisão sobre as condutas que serão tomadas. Ou seja, o médico precisa saber das possibilidades do paciente em aceitar suas propostas terapêuticas, o que coloca limites para suas decisões. Na escolha das estratégias terapêuticas, inicialmente, o médico deve considerar as idéias e medos do paciente, assim como as suas expectativas em relação ao tratamento e a cura do seu problema.

Conseguir que o paciente possa compreender todos os aspectos envolvidos com a sua doença/sofrimento e as possibilidades de tratamento disponíveis e adequadas à sua situação deve ser um dos principais objetivos da consulta. Vale lembrar que essa é uma situação ainda idealizada quando se pensa no grau de instrução da grande maioria da clientela que é atendida nos serviços públicos de saúde no Brasil. Sempre será possível, todavia, algum grau de participação efetiva do paciente nas decisões sobre o seu tratamento. Esse compartilhamento no processo de tratamento envolvendo médico e paciente pode ser obtido mediante um processo educativo de transformação do paciente em sujeito do seu processo de saúde/doença.

Ainda como orientações terapêuticas, é necessário instruir o paciente sobre como proceder nas intercorrências que aconteçam antes do retorno agendado. Essas informações dão segurança ao paciente deixando-o mais tranqüilo em relação à sua doença ou sofrimento.

Um aspecto fundamental em todas as consultas é o enfoque educativo quanto à maneira como os indivíduos podem atuar no sentido de alcançar uma qualidade de vida melhor, do ponto de vista da saúde. Despertar no paciente a sua responsabilidade para manter uma vida mais saudável. Orientações de promoção da saúde e medidas específicas de prevenção de agravos, como por exemplo, as vacinas, são aspectos que devem fazer parte de todas as consultas.

FINALIZANDO A CONSULTA

É fundamental que o médico ao final da consulta tenha conseguido identificar e atender às expectativas trazidas pelo paciente.

Nem sempre o paciente consegue referir todas as suas queixas durante a consulta. Por isso, para que ele possa completar sua agenda de demandas é necessário que o médico lhe dê essa oportunidade, perguntando-lhe se deseja colocar mais alguma coisa ou se deseja fazer mais alguma pergunta ou ainda se está tudo bem compreendido.

REFERÊNCIAS BIBLIOGRÁFICAS

Beckman HB, Frankel RM. The effect of physician behavior on the collection of data. *Ann Intern Med*, 1984; 101, (5), 692-696.

Boltanski L. As Classes Sociais e o Corpo. Rio de Janeiro: Edições Graal, 1979.

Campos GWS. A clínica do sujeito: por uma clínica reformulada e ampliada. Hucitec, São Paulo, 2003.

Gianini RJ. Superação de dificuldades no ensino da prática médica em atenção primária à saúde. Revista Brasileira de Educação Médica, 2004; 28, 3, 272-276.

Ginzburg C. Mitos, emblemas, sinais: morfologia e história. São Paulo: Companhia das Letras, 1989.

Gonçalves RB. Processo de Trabalho em Saúde. Cadernos Cefor. São Paulo: Secretaria Municipal de Saúde de São Paulo, 1992.

Marvel MK, Epstein RM, Flowers K, Beckman HB. Soliciting the patient's agenda. Have we improved? *JAMA*, 1999; 281 (3), 283-287.

Mattos RA. A integralidade na prática (ou sobre a prática da integralidade). Cad. Saúde Pública, 2004; 20, 5, 1411-1416.

Mechanic D, McAlpine DD, Rosenthal M. Are patients' office visits with physicians getting shorter? *N Engl J Med*, 2001; 344: 198-204.

Oster J, Nielsen A. Growing pains. A clínical investigation of a school population. *Acta Paediatr Scand*, 1972; 61:329-34.

Porto CC. Semiologia médica. Rio de Janeiro: Guanabara Koogan, 2001.

Sucupira ACSL. Relações Médico-Paciente nas Instituições de Saúde Brasileiras. Dissertação de Mestrado, São Paulo: Faculdade de Medicina, 1982.

Sucupira ACSL, Novaes HMD. A prática pediátrica no consultório. **In**: Sucupira ACSL, Bricks LF, Kobinger MEBA, Saito MI, Zuccolotto SMC., eds. Pediatria em Consultório. 4ª ed. São Paulo: Sarvier, 2000.

Sucupira ACSL, Ferrer APS. Uma experiência de ensino de propedêutica pediátrica em ambulatório. Pediatria, São Paulo, 2000.

CAPÍTULO 2

HABILIDADES DA ESCUTA NA CONSULTA MÉDICA[2]

- *Henk T van der Molen*
- *Gerrit Lang*

INTRODUÇÃO

Que habilidades deve ter um médico para que possa conduzir uma consulta clínica, da qual trata o Capítulo 1? O conceito de habilidade usado aqui inclui não apenas o significado tradicional de uma seqüência de comportamentos aprendidos, planejados para atingir com eficácia um objetivo, como também a idéia de "disposição" (De Groot, 1975). "Disposição" deriva do verbo em latim *disponere*, que significa "estar pronto a". O conceito também é encontrado na expressão "estar disposto a alguma coisa", que significa "estar querendo fazer alguma coisa, estar disponível". A partir dessa expressão, podemos ver que há uma questão de vontade nisso: uma disposição comportamental é um comportamento que está "à disposição de alguém". Pode ser usado se for desejado. O médico precisa de uma gama mínima de habilidades para ser capaz de escolher a combinação mais apropriada para a condução da consulta. Isso pode parecer técnico; e é. Toda profissão precisa de uma base técnica sólida, e a Medicina é uma profissão em que o médico

---

[2] Este capítulo se baseia em Lang, van der Molen, Trower, Look (1990).

é, em parte, a própria ferramenta. Além de habilidades técnicas (ser capaz de usar um estetoscópio), o médico precisa de habilidades de comunicação. É necessário aprender conscientemente essas habilidades. Com uma certa prática, isso "se torna natural". Quanto mais habilidades e comportamentos diferentes se adquire, maior a liberdade para escolher o comportamento que se encaixa em uma situação específica. O objetivo deste capítulo é discutir algumas habilidades de comunicação importantes.

PARE e PENSE

Para começar, imagine que você tem algumas queixas vagas. Você tem dores de cabeça e apresentou alguns episódios de vômito. Isso poderia ser parcialmente explicado em função de o clima no trabalho ter sido bastante estressante nos últimos meses. Você decide ir ao médico. Pense no seguinte:

- Nos fatores no comportamento do médico que o deixam à vontade.
- Nos fatores no comportamento do médico que podem perturbar você.

Quanto à primeira questão, você pode ter pensado em um comportamento agradável no atendimento, explicações claras e conselhos detalhados para resolver suas queixas. Esses aspectos estão esboçados em um quadro geral desenvolvido por Egan (1982) que distingue três estádios de aconselhamento:

1. elucidação do problema;
2. obtenção de novas visões do problema; e
3. solução do problema/conselhos.

No que concerne ao segundo ponto, você pode ter pensado na falta de tempo manifestada pelo médico e no fato de ele ter compreendido equivocadamente ou não ter levado a sério suas queixas. Antes de discutir habilidades de comunicação isoladamente, vale primeiro focalizarmos a atitude básica do médico.

ATITUDE BÁSICA

Para uma boa relação de ajuda profissional, defendemos uma atitude orientada para o paciente, que deriva da teoria orientada para o cliente, desenvolvida por Karl Rogers (1951), e caracterizada por dois aspectos: 1. a consideração incondicionalmente positiva; 2. a empatia.

Consideração incondicionalmente positiva

Para ter uma consideração incondicionalmente positiva, o médico terá que aceitar os pacientes do jeito que eles são. Terá que aceitar o fato que os pacientes expressam comportamentos, opiniões e sentimentos com os quais ele mesmo pode não concordar. Isso implica respeito pelos pacientes e reconhecimento de seus direitos de fazer as coisas e ter as opiniões que quiser, mas não significa que o médico deve tolerar tudo o que os pacientes fazem, mas sim aceitar suas qualidades individuais e especiais sem julgá-los ou condená-los.

Empatia

Quando o médico é capaz de aceitar incondicionalmente os pacientes, consegue ouvi-los sem preconceitos. É importante que ele também seja capaz de assumir o ponto de vista dos pacientes como se fosse o seu. Essa capacidade de experimentar o ponto de vista dos pacientes como se fosse o seu, sem, contudo, perder de vista a qualidade de "como se", é nomeada por Karl Rogers de empatia. Ele escreve:

> Experimentar o mundo privado do cliente como se fosse o seu próprio, mas sem nunca perder a qualidade de "como se" – isso é empatia e parece essencial para a terapia. Sentir a raiva, o medo ou confusão do cliente como se fossem seus, sem permitir todavia que sua raiva, medo ou confusão a eles se acoplem, é a condição que tentamos descrever (Rogers, 1957).

Experimentar, no entanto, o mundo dos clientes/pacientes não é o bastante. O médico tem de fazer com que percebam que eles sentem aquilo e entendem o que estão passando. Para isso, ele precisa ser capaz de se expressar de tal modo que os pacientes digam: "Sim, esse(a) homem/mulher entende o que eu tenho que suportar"! Essa expressão não tem que ser puramente verbal: formas não verbais de comunicação como gestos, atitudes ou expressão facial podem ajudar bastante a mostrar que se entende a situação pela qual o paciente está passando e seus problemas.

Na verdade, para mostrar a atitude básica de empatia, o médico precisa de uma série de habilidades básicas e concretas de escuta, que serão discutidas nas seções a seguir.

HABILIDADES BÁSICAS DE ESCUTA

Neste capítulo, lidaremos com as habilidades necessárias para o primeiro estádio do contato entre médico e paciente: a elucidação dos problemas. Discutiremos uma série de habilidades básicas necessárias para se atingir esse objetivo. A seleção das habilidades baseia-se principalmente em Ivey (1971).

A estratégia geral do médico no estádio da elucidação do problema é alcançada ao se ter, juntamente com o paciente, uma idéia dos problemas: quais são, como e quando se manifestam, o quão sérios são e o que o paciente sente e pensa sobre eles. É importante notar que as habilidades básicas que descreveremos são necessárias não apenas durante a elucidação da queixa, mas também em outros tipos de entrevista, como as que envolvem dar conselhos ou transmitir más notícias. Essas entrevistas serão discutidas nos capítulos 3 e 4. O quadro 2.1 apresenta uma visão geral das habilidades básicas de escuta.

Por *habilidades "não"-seletivas de escuta* queremos dizer habilidades sobre as quais o médico exerce, ao longo da consulta e em quase todas as circunstâncias, pouca influência. Ele dá aos pacientes a oportunidade de contar suas queixas e responde apenas estando atento. Essas habilidades têm como finalidade incentivar, estimular o paciente.

As *habilidades seletivas de escuta* consistem naquelas usadas pelo médico para selecionar certos aspectos da história do paciente que considera importantes. A distinção que fizemos aqui, contudo, não deve ser pensada literalmente, visto que a "não"-seleção é virtualmente impossível. Até mesmo quando ouve atentamente, o médico presta mais atenção, por meio de sua

Quadro 2.1 – Visão geral das habilidades de escuta.

Habilidades "não"-seletivas de escuta:
Comportamento no atendimento
Comportamento não-verbal
Acompanhamento verbal
Silêncios

Habilidades seletivas de escuta:
Fazer perguntas
Parafrasear o conteúdo
Exprimir sentimentos
Concretizar
Resumir

atitude e modo de olhar, a certas partes da história dos pacientes do que a outras – ainda que não tenha consciência disso. Essa foi a razão de termos posto "não" entre aspas.

Habilidades "não"-seletivas de escuta

Comportamento no atendimento

Quase todos já passaram pela seguinte experiência: quando se volta de um feriado e se quer falar sobre este, descobre-se que há muito pouco a dizer para uma determinada pessoa, enquanto com outra história se recebe maior atenção e você se sente encorajado a falar por mais tempo. Isso tem relação com o modo como as pessoas escutam. Algumas são mestras em interromper e se prender a detalhes irrelevantes. Você perde rapidamente a vontade de continuar contando sua história e pensa: "Ah, esquece"! O que também acontece freqüentemente em uma situação como essa é que o ouvinte "toma conta" da conversa. Ele também já passou pelo que você está tentando contar, e, mais ainda: essa atitude não o encoraja a prosseguir com sua história.

O que fazem realmente as pessoas que o incentivam a contar sua história? Elas demonstram um desejo de prestar atenção e mostram que estão interessadas sem querer imediatamente se meter e contar-lhe as próprias experiências e opiniões. Isso os torna bons ouvintes. E o que exatamente é um "bom ouvinte"?

Todos sabem que você pode ficar fascinado ouvindo alguém, ao ponto de "esquecer-se de si mesmo". Quando você escuta com atenção uma história, assiste a um filme ou jogo de futebol, você "esquece de si mesmo". É por isso que tais eventos podem ser tão relaxantes. Quando o médico está realmente interessado em um paciente, deve se esquecer de si mesmo e dirigir ao outro toda a atenção; deve se "perder" no paciente.

Precisamos, conseqüentemente, fazer uma distinção entre um amigo que ouve com atenção o relato de um feriado e um médico que ouve com atenção um paciente, embora ao considerarmos o comportamento concreto, em ambos os casos, percebamos claramente semelhanças importantes. A diferença é que, com um amigo, atenção irrestrita e irrefletida pode não causar prejuízo; pode até ser o tipo mais prazeroso de atenção que se possa imaginar. Ele se "perde" em você, *é todo ouvido*! O médico também deve ser todo ouvidos, mas sua atitude atenta não deve ser irrefletida, ele não pode se esquecer de si mesmo. Por que não? Em primeiro lugar, porque declarações "espontâneas" podem ter tanto um efeito positivo quanto negativo no curso da conversa. Um médico é capaz de cometer os erros que mencionamos anteriormente: prender-se em detalhes irrelevantes, interrupções etc. Conseqüentemente, o médico tem que considerar tudo o que faz, incluindo o ato de prestar atenção.

Essa atenção reflexiva deve, entretanto, parecer real, espontânea, tendo-se sob controle, de modo evidente, certos comportamentos de que não se tem consciência normalmente em conversas normais. Que comportamentos são esses?

A princípio, trataremos de vários aspectos verbais e não verbais. Watzlawick, Beavin e Jackson (1967) fazem uma distinção entre o conteúdo e o aspecto relacional da comunicação. O conteúdo diz respeito à informação real que é comunicada. O aspecto relacional se refere a como é expressa a relação entre as partes que se comunicam e pode ser percebido mediante sinais não verbais e entonação. O exemplo a seguir demonstra isso.

Quando diz "Andrea, feche a porta!", Silvia pode expressar coisas muito diferentes. Por exemplo, a pronúncia usada por ela pode ser subserviente, autoritária ou carinhosa. A partir da entonação e da expressão facial, pode-se inferir como Silvia define, naquele momento, sua relação com Andrea.

Fazer o pedido de modo subserviente significa que Andrea é vista na relação como a "chefe", enquanto que fazê-lo de um jeito autoritário mostra que Silvia se vê com maior força na relação. Quando ela pede com uma entonação carinhosa, há simetria na relação. O modo como Andrea vê a relação determina, em grande parte, a natureza de sua resposta.

Na relação entre o médico e os pacientes também pode ser feita uma distinção entre o que é dito – o aspecto do conteúdo – e como é dito – o aspecto relacional. Essa distinção pode estar relacionada ao que os pacientes dizem quando se queixam, suas relações com outras pessoas, ainda que também possa se referir à relação entre o médico e os pacientes.

De modo geral, o médico está em uma posição preponderante em relação aos pacientes, porque ele supostamente é um especialista no que concerne a problemas físicos. Em nossa perspectiva, contudo, um modelo de relação "colaborativa" entre médico e paciente é preferível a um modelo de diagnóstico-prescrição, visto que muito freqüentemente os pacientes apresentam não apenas problemas "técnicos" ("Quebrei meu braço no jogo de futebol"), como também problemas psicológicos ("Eu venho tendo dores de cabeça desde que minha mãe morreu"). No primeiro caso, o médico pode dar um conselho simples e técnico para resolver ou reduzir o problema físico. Pode-se, porém, imaginar que, mesmo um acidente, como no caso do braço quebrado, tem um aspecto psicológico: o paciente pode se preocupar com o tempo de recuperação, as influências que isso pode ter no seu trabalho etc. No segundo caso, dores de cabeça desde a morte da mãe, o médico vai precisar de um pouco mais de tempo para descobrir que sentimentos e elementos da história desse paciente estão relacionados com as queixas. Isso é necessário porque não há uma queixa ou problema simples que implique um tratamento objetivo.

Na seção seguinte, a principal questão será a atitude adotada pelo médico diante de seus pacientes. Vamos discutir alguns comportamentos não-verbais mediante os quais o médico pode mostrar sua atenção e interesse. Segundo Mehrabian (1972), cerca de metade de toda comunicação acontece através desses canais não verbais. O médico terá que perceber que o aspecto relacional, além de figurar no comportamento dos pacientes à sua frente, também está presente em sua própria atitude comunicativa.

Comportamento não-verbal

Expressão facial

A expressão facial pode comunicar imediatamente se a pessoa está interessada no que o outro está dizendo ou se seus pensamentos estão em outras coisas. A expressão facial do médico é tão significativa para os pacientes quanto a dos pacientes para o médico. Eles podem considerá-la encorajadora ou inibidora. A expressão facial está diretamente associada a outros sentimentos, algumas vezes, bem mais do que se pode imaginar. Segundo Hackney e Cormier (1979), a expressão facial mais extraordinária é o sorriso, capaz de mostrar interesse, gentileza e simpatia, o que exerce um efeito bastante estimulante nos pacientes. É crucial, entretanto, atentar para a dose certa. Excesso de sorriso pode dar aos pacientes a impressão de que não estão sendo levados a sério ou pode mostrar sua própria insegurança. Um constante franzir de testa pode ser tomado como um sinal de alerta. "Meu Deus, o médico está franzindo a testa; eu devo estar com uma doença terrível"! Um "franzir" eventual, porém, pode indicar aos pacientes que o médico está se esforçando ao máximo para entendê-los e que está tentando descobrir como explicar seus problemas. Nesse caso, ele mostra envolvimento e pode levar os pacientes a elucidar mais suas queixas.

O médico deve então monitorar suas expressões faciais. Obviamente, isso não significa que ele deve prestar uma atenção permanente à expressão de seu rosto – o que tende a fazê-lo parecer artificial. Sua atenção deve ser voltada principalmente para os pacientes. É importante, todavia, que ele tenha em mente, de tempos em tempos, os possíveis efeitos de sua expressão facial.

Contato visual

O segundo aspecto do comportamento não verbal é o contato visual. Incentivar o contato visual significa que os olhos do médico encontram os dos pacientes ocasionalmente, mas não quer dizer que ele deva exagerar nesse comportamento e olhar fixamente para estes, o que pode deixá-los ansiosos: "Por que ele está me olhando desse jeito tão penetrante"? Nesse caso, o paciente pode ter a incômoda sensação de estar sendo estudado. Por outro lado, evitar o contato visual pode dar ao paciente a impressão de que o médico não está realmente envolvido.

Postura corporal

O terceiro aspecto é a postura corporal. O interesse que o médico tem nos pacientes pode ser demonstrado por uma postura descontraída e interessada, o que inclusive lhe possibilita maior facilidade para ouvir com atenção. O efeito nos pacientes é uma sensação maior de relaxamento. Um médico descontraído inspira mais confiança do que um tenso ou que se move e gesticula intensamente. Fazer gestos exagerados também é freqüentemente associado a nervosismo. O ponto principal aqui é o fato de que é mais agradável para uma pessoa agitada conversar com outra que irradia certa calma e estabilidade. Desse modo, mesmo que esteja muito atribulado, o médico deve tentar passar uma impressão de calma aos pacientes.

Gestos encorajadores

Balançando a cabeça afirmativamente, fazendo gestos de apoio com as mãos, assim como evitando movimentos nervosos, perturbadores, o médico pode também expressar sua atenção e encorajar os pacientes a continuarem falando.

Acompanhamento verbal

Outra maneira "não"-seletiva de mostrar atenção é acompanhar os pacientes verbalmente, ou seja, o médico certifica-se de que seus comentários têm a ligação mais estreita possível com o que os pacientes dizem e não introduz imediatamente novos tópicos. Acompanhar verbalmente o que os pacientes dizem dá a ele a oportunidade de explorar e elaborar sua linha de pensamento. Essa atividade – verbalizar seus problemas e ansiedades para um ouvinte – pode ter um efeito esclarecedor. Para acompanhar os pacientes, o médico deve deixar de lado por um instante os próprios pensamentos e tentar se projetar na situação dos pacientes. Essa habilidade é especialmente importante, visto que um grande número de pacientes decide visitar o médico porque tem algumas queixas vagas, que podem se tornar mais claras para ambas as partes quando eles têm tempo para falar delas.

O que é especificamente "acompanhamento verbal"? A forma menos seletiva é a resposta que chamamos de "incentivo mínimo".

Incentivos mínimos

Incentivos mínimos são respostas verbais breves destinadas a incentivar os pacientes e mostrar que estão sendo ouvidos. São alguns exemplos: "Hum, hum", "sim", "ah!", "e então?", "prossiga", ou a repetição de uma ou duas palavras em um tom curioso. Essas interjeições, que parecem à primeira vista insignificantes, são na prática de grande auxílio para incentivar os pacientes a continuarem falando (Greenspoon, 1955).

Silêncios

Um breve silêncio também pode ser sinal de incentivo, uma vez que dá aos pacientes a oportunidade de considerarem em silêncio o que acabaram de dizer e o que podem querer acrescentar. Podemos distinguir entre os silêncios induzidos pelo médico e aqueles provocados pelos pacientes (Hackney e Cormier, 1979). Usamos deliberadamente a expressão "breve" silêncio, porque é preciso que se faça uma distinção entre o silêncio controlado pelo médico e o silêncio excessivamente longo e não controlado que pode permear a conversa. No último caso, os pacientes podem começar a pensar: "Agora nem o médico sabe o que dizer. O que está acontecendo comigo"? Esses tipos de silêncio são corretamente chamados de constrangedores.

Avaliação

As habilidades "não"-seletivas de escuta são consideradas geralmente fáceis, já que se pensa que "todo mundo é capaz de ouvir". Se a atitude básica de uma pessoa é estar atenta e interessada no que os pacientes estão dizendo, então essa "atitude atenta" não vai causar muitos problemas. Estudos sobre a questão, no entanto, deixaram claro que até as pessoas que se consideram "boas ouvintes" não ouvem tão bem quanto pensam. Elas tendem a começar a questionar cedo demais ou dizer o que lhes vem à mente e fazer suposições sobre o diagnóstico, antes de o falante terminar de falar. Ainda mais impressionantes foram os resultados que indicam que esses "equívocos de iniciante" provaram ser a regra e não a exceção. Tais estudos mostraram que é particularmente relevante romper com determinados comportamentos do mau ouvinte aprendidos no dia-a-dia.

É bom estar atento somente à história do paciente? Absolutamente, porque, nesse caso, há a possibilidade de médico e paciente se confundirem. Para evitar que isso aconteça, uma atitude mais diretiva pode ser exigida do médico, o que nos leva à próxima seção.

Habilidades seletivas de escuta

Além das habilidades "não"-seletivas de escuta, o médico deve também fazer uso de habilidades seletivas. Antes de diferenciar várias habilidades isoladas, vamos primeiro olhar mais de perto o conceito de "seletividade". O que significa isso? Seletividade diz respeito antes de tudo ao fato de que o médico pode prestar, em suas intervenções, mais atenção a certos aspectos das histórias e problemas dos pacientes do que a outros. Isso pode ocorrer quando o médico se aprofunda tanto no conteúdo, quanto no sentimento. Outro modo é dar uma atenção extra a um assunto específico.

A seguir discutiremos as habilidades seletivas isoladamente e, em seguida, trataremos da seleção de assuntos.

Fazer perguntas

No estádio de elucidação dos problemas, o médico pode usar diferentes tipos de perguntas. Apresentamos aqui uma distinção significativa entre perguntas abertas e fechadas.

Perguntas abertas

As perguntas abertas dão aos pacientes uma dose considerável de liberdade na formulação de suas respostas, o que significa que eles podem expressar com as próprias palavras o que se passa em suas cabeças, ou seja, podem falar a partir de suas referências e determinar a direção e o conteúdo da conversa.

Um modo simples e eficiente de fazer boas perguntas abertas é iniciá-las com "Como?", "O quê?", ou "Você pode falar um pouco mais sobre?". Com essas perguntas abertas, podemos diferenciar a dimensão da resposta. Compare as questões a seguir:

– O que há?

– O que o traz aqui?

– O que posso fazer por você?

– Como vai o problema no estômago?

– O que você acha que pode fazer a respeito do seu problema?

– Você pode me falar sobre seus hábitos alimentares?

Com relação às três primeiras questões, tanto o conteúdo quanto a forma da resposta são irrestritas. A única restrição é que os pacientes têm que falar. As últimas três questões oferecem uma dimensão menor à resposta, porque se referem a uma determinada área (problemas no estômago, um problema específico, hábitos alimentares), mas os pacientes têm liberdade para tomar a direção que quiserem dentro dessa área.

O médico pode usar perguntas abertas em vários momentos:

A) No início de uma entrevista, por exemplo: "O que posso fazer por você?" ou "Como vão as coisas desde a última consulta?"

B) Durante a entrevista, por exemplo, quando não entende bem o paciente ou quer saber mais sobre um certo assunto, como em "O que você quer dizer com isso?" ou "Você pode me contar um pouco mais sobre a sua relação com seus pais?"

Também se pode fazer uma distinção entre perguntas abertas relacionadas ao que os pacientes disseram e perguntas abertas associadas a um novo assunto. Perguntas abertas do tipo relacionadas podem ser feitas quando o médico quer saber mais sobre algo que já foi discutido e/ou quando ele quer incentivar os pacientes a explorarem mais um assunto. Ele pode fazer perguntas abertas sobre um novo assunto quando um determinado tópico já tiver sido suficientemente discutido – na opinião dele ou na dos pacientes.

Perguntas do tipo "Por que"

As perguntas do tipo "Por que" merecem comentários à parte. Na forma, essas perguntas são abertas, o que às vezes pode ser bastante apropriado, afinal, as pessoas geralmente têm uma razão para fazer alguma coisa. Além disso, elas normalmente têm uma teoria pessoal sobre (a origem de) seus problemas. Por outro lado, tais questões, em especial no início do contato profissional, podem parecer um pouco ameaçadoras ("Por que você tem essas doenças venéreas?"). Quando os pacientes são forçados a dar explicações sobre assuntos que não estão muito claros para eles, há sempre uma chance de se confundirem. Em certos casos, a pergunta do tipo "Por que" levará apenas a respostas dissimuladas ou defensivas.

É preciso prestar uma atenção especial no tom da pergunta do tipo "Por que", a qual pode soar tanto como uma reprimenda – "Por que você não tomou o remédio?" – quanto como uma solicitação – "Você faz idéia do porque é tão difícil tomar o remédio"? Embora as duas perguntas peçam a mesma informação, a última é muito mais convidativa e amigável no tom e tem, conseqüentemente, mais chances de ser respondida do que a primeira.

Perguntas fechadas

Com esse tipo de pergunta, a resposta é amplamente determinada pelo conteúdo da questão. Geralmente, a pessoa que dá a resposta pode simplesmente confirmar ou negar.

– Você está bem?
– Você sente isso há muito tempo?
– Você é casada?
– Você gosta da terapia?

É claro que as pessoas a quem as perguntas são direcionadas podem se restringir a respostas muito breves. Perguntas fechadas nascem freqüentemente do enquadramento de referência do médico, por exemplo, quando ele está examinando suas primeiras idéias sobre o possível diagnóstico.

Pesquisas mostram que os médicos tendem a formular muito rapidamente suas hipóteses sobre o diagnóstico dos problemas. Eles levam de vinte a trinta segundos, "bem antes da coleta completa de informações!" (Elstein, Kagan, Shulman, Jason e Loupe, 1972).

Principalmente no início da entrevista, isso apresenta uma série de desvantagens. Uma delas é que isso restringe a gama de respostas possíveis do paciente. Outra é que os pacientes talvez não tenham a chance de contar sua história inteira, e o médico pode perder a informação mais relevante. A terceira desvantagem é que tais perguntas, derivadas de uma certa noção preconcebida, podem ser sugestivas. Por exemplo:

Paciente: Tenho dormido mal ultimamente.

Médico: Não é por que você anda muito atribulado?

Nessa pergunta, vê- se que o médico tem uma suspeita a respeito da causa da insônia; a suspeita resulta na exploração dessa idéia. Uma pergunta aberta melhor e mais eficiente seria "Você tem alguma idéia do porquê?". Uma última desvantagem das perguntas fechadas é o efeito que podem ter no curso da conversa. O resultado é que o paciente se sente menos responsável pela discussão, sendo levado a dar respostas mais curtas. Depois disso, está nas mãos do médico pensar em novas perguntas, novas hipóteses sobre a origem das queixas.

Quando usar perguntas abertas e fechadas?

Ao fazer perguntas, um médico dispõe de várias possibilidades de escolha. Sua escolha deve depender principalmente do objetivo que tem em mente. Quando ele quer dar espaço ao paciente e ouvir o que este pensa, o que geralmente acontece no início da apresentação dos problemas, é melhor fazer perguntas abertas; quando ele quer saber especificidades ou verificar alguns aspectos do possível diagnóstico, é melhor fazer perguntas fechadas.

Não há de se estabelecer aqui regras precisas para o uso de perguntas abertas e fechadas. O principal é que o médico tenha os dois tipos em seu repertório e saiba sua função e efeito, para que possa variar entre uma e outra durante a entrevista, de acordo com seu objetivo.

Parafrasear o conteúdo

A segunda habilidade seletiva de escuta que discutiremos é "parafrasear o conteúdo". Isso significa o médico reproduzir brevemente em suas próprias palavras o ponto essencial do que o paciente disse. A principal característica da paráfrase é que esta se refere ao conteúdo da informação contida nas respostas do paciente.

A habilidade de escuta é importante por demonstrar ao paciente interesse, aceitação e entendimento genuínos. Quando o médico demonstra sua atenção somente por meio das habilidades discutidas até agora, como postura corporal, contato visual, incentivos mínimos e perguntas, a conversa pode ficar um tanto estéril. Embora veja e perceba que o médico está ouvindo, o paciente não sente realmente "É, ele me entende de verdade"! Conseqüentemente, a paráfrase fornece uma "tradução" da essência do que o paciente disse.

O uso dessa habilidade tem várias funções:

1. O paciente percebe que está sendo ouvido, e pode ser revigorante e animador para ele ouvir novamente sua própria história em outras palavras. Isso requer certa flexibilidade no uso da língua por parte do médico para capturar nuanças de significado. Uma repetição literal das palavras do paciente pode parecer ridícula.

2. O médico descobre se entendeu o paciente corretamente, o que é particularmente útil quando o relato traz informações muito complexas ou confusas.

Ao usar essa habilidade, é importante que o médico esteja consciente de suas próprias concepções prévias e não as confunda com o que o paciente diz. Quando acredita que já sabe do que se trata ("Ah, temos aqui um paciente depressivo"), porque "essas coisas são sempre assim", o médico corre o risco de expressar na paráfrase suas idéias preconcebidas, em vez de "voltar" às palavras do seu interlocutor. Conseqüentemente, também é importante que as paráfrases sejam ditas em um tom de voz hesitante. Isso dá ao paciente a oportunidade de corrigir o médico quando este não for inteiramente preciso. É necessário dar essa chance de correção, visto que uma pessoa com problemas está freqüentemente vulnerável, insegura e reverencia o médico, e pode acabar dizendo o que acha que o outro quer que diga.

Nessa seção, discutimos a resposta do médico ao conteúdo do relato do paciente. Esse conteúdo deve ser diferenciado dos sentimentos envolvidos, embora seja normalmente difícil fazer uma distinção precisa. Quando um paciente vai ao médico porque quebrou o braço, o conteúdo da mensagem é: "Quebrei meu braço". O sentimento poderia ser: "Estou preocupado com o tempo que vai levar para eu me recuperar".

Os dois aspectos freqüentemente se sobrepõem. Ao escolher a resposta, contudo, pode-se fazer uma distinção útil entre parafrasear o conteúdo e refletir os sentimentos. Ao parafrasear, os aspectos do conteúdo são realçados, enquanto que uma expressão dá maior ênfase ao lado emocional. Vamos nos concentrar agora nesta última habilidade.

Refletir sentimentos

Refletir o sentimento significa literalmente reproduzir ou espelhar o sentimento. Enquanto, ao parafrasear, o médico mostra que procura entender o que o paciente diz, ao exprimir o sentimento, ele demonstra que tenta entender como o paciente se sente. Essa habilidade é importante porque muitos pacientes tendem a se preocupar com seus problemas e ficam ansiosos quanto às conseqüências.

Pelo tom em que falam, pode-se inferir o que os pacientes querem dizer. Quando reflete os sentimentos, o médico se abstém de apresentar seu próprio julgamento, mas mostra principalmente compreensão.

Essa habilidade é em particular uma manifestação concreta de empatia. Sua primeira função é mostrar aos pacientes que seus sentimentos, de qualquer natureza, são compreendidos, aceitos e merecem ser considerados. Eles sentem que aquela pessoa sentada lá pode se colocar no seu lugar e experimentar seu mundo. Como conseqüência, eles são encorajados a explorar e expressar os sentimentos e, portanto, ter mais consciência destes. Além disso, essa aceitação dá ao paciente grande sensação de segurança e coragem para expressar com maior facilidade até mesmo sentimentos que ele pode achar difíceis de serem aceitos ("Eu sei que é loucura, porque eu não tenho nenhum problema real, mas ainda assim eu sempre penso que vou ter um ataque cardíaco"). A expressão do sentimento contribui para o objetivo geral: elucidar o problema. A última função da expressão é (exatamente como na paráfrase) uma função de controle: o médico verifica se chegou corretamente, com sua expressão, aos sentimentos dos pacientes. Quando não está seguro de que está no caminho certo com a expressão, o médico deve usar um tom hesitante. Quando, porém, os sentimentos dos pacientes (como, por exemplo, preocupação ou ansiedade) são óbvios, é mais cabível usar um tom seguro na expressão. Por exemplo: "Estou vendo que você está preocupado com as conseqüências de ter quebrado o braço...".

Para demonstrar a diferença entre parafrasear o conteúdo e refletir o sentimento, apresentamos os exemplos a seguir:

Paciente: Quando fomos àquela festa, meu marido estava terrível. Bebeu demais novamente, perturbou os convidados, e quando eu finalmente disse que queria ir para casa, ele me bateu na cara!

Médico: [Paráfrase] Quando vocês estavam na festa, seu marido se comportou muito mal com você e com os outros.

[**Reflexão**] Dá para imaginar quanto furiosa você ficou com seu marido.

Com a paráfrase, vemos que o médico essencialmente reproduz o conteúdo do que foi dito, embora responda com suas expressões ao tom emotivo subliminar. O médico, contudo, pode também combinar, na resposta ao paciente, uma paráfrase e uma reflexão. Por exemplo:

Médico: Com seu marido se comportando mal e no final até batendo em você [paráfrase], você deve ter ficado realmente furiosa com ele [reflexão].

A capacidade do médico de refletir sentimentos com eficácia depende amplamente de sua habilidade em reconhecer e ser sensível a humores. Os pacientes podem mostrar de várias formas como se sentem ou sentiram. Podem fazê-lo diretamente, com palavras (emotivas) como "receio", "fiquei desapontado", "estou contente", ou com maior freqüência utilizando elementos não verbais, como a fala acelerada, a altura da voz, a entonação, a tensão muscular, a postura, enrubescendo, baixando os olhos. Todos esses fenômenos podem ser tomados como expressões do estado emocional. Estando alerta a esses comportamentos, o médico pode apoiar o paciente na exploração de suas queixas e situação pessoal.

Ao fazer uso dessa habilidade, é importante estar inteiramente ligado no paciente, certificando-se inclusive de que os sentimentos expressados por este são refletidos com igual intensidade. Quando alguém diz, por exemplo: "Eu me sinto tão apático", a reflexão "Então você não gosta mais da sua vida" é, no que concerne à intensidade, forte demais, enquanto "Você está um pouco chateado" é fraca demais. Além disso, a reflexão deve corresponder à natureza da emoção expressa. Isso parece óbvio, mas na prática não é nada simples.

Desenvolvemos uma série de fragmentos de entrevistas em vídeo para treinamento, nos quais alguma coisa é dita em um certo tom de voz. O propósito dos fragmentos é treinar a habilidade "refletir sentimentos" isoladamente. A instrução dada aos estudantes é decodificar o sentimento presente em cada fragmento e refleti-lo. Algumas vezes "orgulho" é confundido com "indiferença" e vice-versa.

Se o médico não está na direção certa, isso de maneira alguma precisa ter conseqüências imediatas e desastrosas para a relação. Pode até contribuir para uma definição mais exata das palavras dos pacientes. O mais importante é que o paciente note que o médico está tentando entendê-lo e que o aceita.

Concretizar

A quarta habilidade importante no estádio da elucidação do problema é "concretizar": ajudar o paciente a ser o mais preciso possível quando contar seus problemas. A concretização é uma habilidade composta no sentido de que todas as habilidades anteriormente mencionadas – comportamento no atendimento, incentivo, perguntas abertas e fechadas, paráfrase e reflexão – contribuem para ela. Simplesmente ouvindo e incentivando, o médico pode estimular o paciente a dar uma descrição detalhada de seu problema. Quando não é suficiente, a resposta do cliente a perguntas abertas e fechadas pode esclarecer mais. Finalmente, paráfrases e reflexões podem também aumentar a precisão e especificidade da descrição do problema. Para deixar os pacientes contarem suas histórias o mais concretamente possível, o médico também terá que fazer um uso concreto e diferenciado da linguagem (Egan, 1982).

O propósito dessa habilidade é permitir que o médico alcance maior precisão no que concerne aos problemas. Então, para o paciente que pensa que quebrou o braço, o médico deve questionar minuciosamente como aconteceu o acidente e qual o local da dor, por exemplo. É claro que, além da entrevista, ele também deve fazer um exame físico, mas esse aspecto está além do escopo deste capítulo.

Sumariar

Quando o paciente apresenta os principais aspectos de seus problemas, o médico pode usar a habilidade de sumariar. Esse sumário pode conter os diferentes sintomas da doença. Em geral, pode-se fazer uma distinção entre o sumário do conteúdo e o dos sentimentos. No caso do primeiro, a ênfase é imprimida nos aspectos do conteúdo dos problemas, enquanto que no último a ênfase está nas emoções. Com freqüência, os resumos englobam ambos e há conexão entre eles. Por exemplo:

"Então, ontem você caiu em um jogo de futebol e na noite passada a dor na sua perna ficou mais forte. Agora você está preocupado com a possibilidade de ter quebrado alguma coisa".

O propósito do sumário é dar estrutura ao que os pacientes disseram ordenando os principais pontos da história. É óbvio que a seletividade do médico e o poder de sua memória seletiva desempenham uma parte maior aqui do que nas habilidades já mencionadas. A possibilidade de esquecimento ou imprecisão do médico também é maior no sumário porque a quantidade de informação é maior. Conseqüentemente, é muito importante, em especial quando os pacientes fornecem uma grande quantidade de informação, que os resumos sejam feitos com hesitação, dando ao paciente a oportunidade de dizer se concorda.

Como as paráfrases e reflexões, o sumário tem as seguintes funções:

- o médico pode ver se entendeu corretamente o paciente;
- o paciente nota, aliviado, que ele é pelo menos entendido (ou não!);
- incentivar o paciente a fornecer mais informações relevantes (ou correções);
- trazer ordem às tentativas dos pacientes de contar sua história.

Finalmente, algumas observações sobre o *timing* do sumário. Momentos em que um resumo pode ser encaixado:

- quando o médico sente a necessidade, depois de um fluxo longo e confuso de palavras dos pacientes, de fabricar certa ordem para ele mesmo e para os pacientes;
- quando os pacientes aparentemente disseram tudo o que acreditam ser importante.

RESUMO FINAL

Neste capítulo foi feita uma distinção entre:

- habilidades básicas de escuta e atitude básica;
- a atitude básica é caracterizada por uma consideração incondicionalmente positiva e empática;
- as habilidades básicas de escuta podem ser divididas em habilidades "não"-seletivas de escuta e habilidades seletivas de escuta;
- as habilidades "não"-seletivas de escuta são: comportamento no atendimento, comportamento não-verbal, acompanhamento verbal e silêncios;
- as habilidades seletivas de escuta são fazer perguntas, parafrasear o conteúdo, refletir sentimentos, concretizar e sumariar.

REFERÊNCIAS BIBLIOGRÁFICAS

De Groot AD. Categories of educational objectives and effect measures: a new approach discussed in the context of second-language learning. In: Van Essen AJ, Hunting JF (eds.). The context of foreign-language learning. Assen: Van Gorcum, 1975.

Egan G. The skilled helper. Model, skills and methods for effective helping. 2ª ed. Monterey: Brooks/Cole Publishing Company, 1982.

Elstein AS, Kagan N, Shulman LS, Jason H, Loupe MJ. Methods and theory in the study of medical inquiry. *J Med Educ*, 1972; 49, 85-92.

Greenspoon J. The reinforcing effect of two spoken sounds on the frequency of two responses. *Am J Psychol*, 1955; 68, 409-416.

Hackney H, Cormier LS. Counseling strategies and objectives. Englewood Cliffs: Prentice Hall, 1979.

Ivey AE. Microcounseling. Innovations in interviewing training. Springfield: Charles C. Thomas, 1971.

Mehrabian A. Non-verbal communication. Chicago: Aldine, 1972.

Rogers C. Client-centred therapy. Its current practice, implications and theory. Londres: Constable, 1951.

Rogers C. The necessary and sufficient conditions of therapeutic personality change. *J Consult Psychol*, 1957; 21, 95-103.

Watzlawick P, Beavin JH, Jackson DD. Pragmatics of human communications. New York: Norton, 1967.

Capítulo 3

HABILIDADES DE ACONSELHAMENTO[3]

• Henk T van der Molen

INTRODUÇÃO

No capítulo 2, discutimos as habilidades básicas da escuta, necessárias para a etapa de elucidação do problema, durante a qual o médico tenta também chegar a um diagnóstico. Alguns diagnósticos são rápidos, em outros não é possível chegar imediatamente às conclusões. Pode haver a necessidade de um exame físico mais detalhado de referência a um especialista ou de uma pesquisa laboratorial.

Este livro não pretende, todavia, focalizar aspectos do diagnóstico. O objetivo deste capítulo é oferecer algumas linhas gerais para a fase da entrevista em que você deve aconselhar o paciente. Para atingir essa meta, faz sentido diferenciar problemas que exigem uma solução "técnica" e aqueles que apresentam componente psicológico ou pessoal. No último caso, o simples aconselhamento médico não costuma levar aos efeitos desejados. Como médico, você tem que tratar com pessoas, e pessoas normalmente oferecem resistência aos seus conselhos bem-intencionados. É comum que pacientes não sigam as recomendações, fenômeno chamado de "não-adesão ao tratamento".

---

[3] Este capítulo é baseado em Van der Molen HT, Kluytmans F, Kramer. Gespreksvoering. Vaardigheden en modellen. [Communication. Skills and models]. Groningen/Heerlen: Wolters-Noordhoff, Open Universiteit Nederland, 1995.

Na seção seguinte, distinguiremos diversos estádios que podem ser aplicados a cada situação em que é preciso fazer o aconselhamento. Voltaremos, pois, à distinção feita anteriormente sobre tipos de problemas. Dependendo da natureza do problema, o papel do médico que dá o conselho e a expectativa do paciente diferem. Quando os problemas são essencialmente "técnicos", o médico pode usar um modelo de diagnóstico-prescrição ou um método "narrando e explicando", verificado por Vrolijk, Diljkema e Timmerman (1972). Quando um número maior de aspectos psicológicos e pessoais faz parte do problema, preferimos um modelo participativo ou "colaborativo", juntamente com um método narrando e explicando ou um método de resolução de problemas (Vrolijk et al., 1972). Esses modelos e métodos serão discutidos nas últimas seções deste capítulo.

ESTÁDIOS NO PROCESSO DE ACONSELHAMENTO

De modo geral, é possível distinguir os cinco estádios a seguir:

1. **Primeira entrevista:**
   Usando as habilidades de escuta discutidas no capítulo anterior, o médico deve explorar os problemas do paciente, com o objetivo de chegar a um diagnóstico médico.

2. **Exame físico e/ou laboratorial (se necessário):**
   Nesse estádio o médico coleta mais dados para chegar a um diagnóstico definitivo.

3. **Aconselhamento:**
   O médico informa o paciente sobre os resultados do exame. Dependendo do papel que escolher nesse estádio, ele dará diretamente um conselho ou discutirá com o paciente a melhor maneira de conviver com os problemas.

4. **Planejamento da ação:**
   Nesse estádio o paciente tem que pôr em prática o conselho. Por exemplo: ir à farmácia para comprar remédios e tomá-los no momento certo, visitar outro especialista, ou conversar com o chefe sobre a situação no trabalho que, supostamente, é um fator no desenvolvimento dos problemas físicos.

5. **Avaliação**:

Finalmente, é preciso que se avalie se o conselho levou aos resultados esperados. Teoricamente, o médico tenta curar os problemas; às vezes o melhor resultado possível é apenas a redução dos problemas.

Neste capítulo vamos nos concentrar no estádio 3.

MODELO PARA ADEQUAÇÃO ENTRE PROBLEMA/CONSELHO

Conforme mencionado anteriormente, as pessoas podem ir ao médico com grande variedade de problemas:

- Um paciente pode visitar o médico porque quebrou o braço em um jogo de futebol.
- Outro quer falar sobre a medicação para as queixas de dores de cabeça, porque ela não parece estar funcionando.
- O terceiro pode procurar ajuda porque está com insônia e se sente deprimido.
- Outra pessoa está preocupada com o desenvolvimento de sua filha.

Esses são apenas alguns exemplos arbitrários. Se você é médico, pode acrescentar muitos outros, contudo, há algumas diferenças entre eles. Pode-se reparar que o "aspecto psicológico ou pessoal" cresce nesses quatro exemplos. É importante perceber, na fase do diagnóstico, com que tipo de queixa ou problema você tem que lidar, porque é com base nessa intuição que você deve escolher o melhor método para a fase do aconselhamento.

Conseqüentemente, discutimos nesta seção um modelo para adequar o método de aconselhamento ao tipo de problema ou solicitação de conselho do paciente. Esse modelo se baseia em três fatores interligados, a saber:

1. o tipo de queixa/problema;
2. o papel do médico;
3. a expectativa do paciente.

Discutiremos esses três fatores isoladamente, a princípio, para depois explicar como podem ser combinados.

O tipo de queixa/problema

As queixas podem ser, por natureza, mais "técnicas" ou "pessoais". Pode-se dizer que a pessoa com o braço quebrado apresenta um problema mais técnico do que a mãe que está preocupada com o desenvolvimento da filha. No último caso, você tem que descobrir se há realmente um problema ou se a mãe tem a tendência de se preocupar exageradamente. A principal diferença entre os dois exemplos é que no primeiro você pode usar mais do seu conhecimento técnico de Medicina do que no segundo, em que você pode precisar mais de conhecimento psicológico.

Na qualidade de médico, você dá conselhos e precisa descobrir com que tipo de problema tem que lidar. Essa diferença entre os tipos de queixas/problemas pode ser também explicada pela chamada Lei de Maier (1963). A fórmula dessa lei é:

$$E = f(Q, A)$$

Nessa fórmula, "E" significa a Eficácia de um conselho, "Q" significa a Qualidade do conselho e "A", a Aceitação do conselho pelo paciente. Em outras palavras, a eficácia de um conselho é uma função da qualidade do conselho (dado pelo médico) e da aceitação (pelo paciente). Simplificando, a qualidade de um conselho pode ser muito alta, mas a eficácia será zero se ele não for aceito pelo paciente.

Talvez haja médicos demais usando sua própria lei: $E = Q$. Eles são especializados em problemas físicos e seu foco é no conhecimento médico. Podem argumentar que, se o paciente não leva o conselho a sério, é problema dele.

O objetivo do processo de aconselhamento não é, no entanto, somente dar um conselho de "boa qualidade", mas perceber a eficácia. Conseqüentemente, é muito importante atentar para a aceitação do conselho por parte do paciente.

Ao combinar os fatores Q e A, podemos discriminar diferentes tipos de queixas/problemas. Algumas questões que pedem aconselhamento podem ser caracterizadas como queixas/problemas Qa (com ênfase na qualidade e não na aceitação), outras como queixas/problemas Aq (cuja ênfase está na aceitação e não na qualidade), e outras ainda como queixas/problemas AQ (em que os dois fatores têm igual importância).

PARE e PENSE

Volte aos quatro exemplos no início deste capítulo. Tente descobrir com que tipo de queixa/problema (Qa, qA ou QA) terá que lidar.

Queixas/problemas Qa

Voltando aos exemplos anteriores, o primeiro, referente ao paciente que vai ao médico com o braço quebrado, é um caso de queixa/problema Qa. Ele espera o melhor tratamento médico/técnico para seu problema. Um gesso tecnicamente bem colocado pode ser o melhor para esse paciente. Não haverá muitas dificuldades quanto à aceitação do tratamento. Usar esse gesso por algumas semanas vai levar à cura da ruptura. Talvez a maioria dos problemas na prática médica seja do tipo Qa. Muitos pacientes aprendem a ir a um médico, que dá uma receita e um conselho específico, e eles costumam aceitar isso e seguir o sábio conselho do médico.

Queixas/problemas Aq

Em queixas/problemas Aq, a aceitação do conselho é o que mais interessa. Isso não significa que a qualidade do conselho não é importante, mas o médico deve atentar principalmente para sua aceitação. É o que acontece quando o tipo de problema tem um caráter pessoal ou psicológico. Um paciente pode visitar o médico porque está apático em seu trabalho atual e tem uma série de queixas "vagas", como desânimo, falta de concentração e assim por diante. Se deve procurar outro emprego, contudo, só o paciente pode responder.

Queixas/problemas QA

Queixas/problemas QA não somente pedem um bom conselho, mas também atenção quanto à aceitação do conselho. Exemplo: um paciente vai ao médico porque tem muitas dores nas costas, na região dorsal. O médico descobre que esses problemas são causados por excesso de peso. Então o conselho de qualidade é: perca peso! Não há certeza, no entanto, de que o paciente vá seguir o conselho. Conseqüentemente, é de extrema importância prestar atenção à aceitação desse conselho. Como o paciente vai lutar contra seu padrão alimentar excessivo e que tipo de apoio pode ter? Se o médico negligencia essas perguntas, a chance de os esforços do paciente não darem certo é grande. O aconselhamento nessas situações deve ter um caráter mais de discussão e cooperação; desse modo, o médico pode ver quão sérios são os problemas do paciente, e também a possibilidade de o tratamento ser eficaz é maior.

Queixas/problemas QA e Aq têm em comum o fato de que pedem algumas mudanças importantes no comportamento e no pensamento dos pacientes. Isso geralmente leva a resistências, principalmente quando o paciente não percebe inteiramente as conseqüências da mudança. O médico deve trabalhar para que seu conselho seja aceito.

Resumindo, o médico deve julgar quando tem que lidar com queixas/problemas Qa, Aq, ou QA e o quanto espera que o paciente mude. Dependendo de seu julgamento, ele deve escolher o melhor papel que se encaixe com seu objetivo profissional: ajudar o paciente a superar suas queixas e problemas.

TRÊS PAPÉIS DO MÉDICO

Na fase do aconselhamento, o médico pode desempenhar três papéis diferentes. Em primeiro lugar, pode agir como um especialista, que escolhe a melhor solução com base no diagnóstico. Ele também pode agir como um leigo comprometido com os pacientes, trabalhando com a perspectiva de que as pessoas sabem ou têm que descobrir as melhores soluções para seus problemas pessoais. Neste caso, o papel do médico é de instrutor. Entre esses dois papéis, podemos discernir o terceiro: um médico que dá alguns conselhos de especialista, mas que também tenta envolver os pacientes no processo de busca da solução para os problemas destes. O papel aqui é de consultor.

O médico como especialista

É claro que um médico é um especialista! Ele pode desempenhar, no entanto, esse papel somente se o conselho que precisa dar for claro, como no caso do exemplo em que o paciente tinha um braço quebrado. O modo como é feito o aconselhamento é indicado como um modelo diagnóstico-prescrição.

Quando confia no conhecimento específico do médico, o paciente mostra que segue inteiramente o conselho. O formato de comunicação associado a essa situação é chamado método "informando e vendendo" (*tell-and-sell--method*) por Vrolijk et al. (1972): o especialista informa ao paciente o melhor tratamento ou solução, "vendendo-os" para ele. Preferimos falar, contudo, em método "informando e explicando", porque esta expressão apresenta uma abordagem mais respeitosa em relação ao paciente.

Esse método funciona bem sob várias condições. Primeiro, o conhecimento da pessoa que dá os conselhos deve ser central. Em segundo lugar, o método não exige grande mudança de comportamento do paciente. Por último, o paciente deve ter confiança no médico. Se essas condições não são respeitadas, pode-se esperar um pouco de resistência em relação ao conselho.

O médico como consultor

Antes de escolher o papel de consultor, o médico também diagnostica os problemas, mas – em razão de sua natureza – ele não pode dar um conselho claro e simples, e sim procurar as soluções juntamente com o paciente. Elas têm que ser exploradas em conjunto. O consultor envolve ativamente o paciente na elaboração da solução e ouve cuidadosamente suas idéias. Esse formato de aconselhamento é indicado como um modelo participativo ou "colaborativo". Uma vez dados os conselhos, o médico dá espaço ao paciente para que ele exponha o que pensa sobre estes. Alguma resistência eventual ao conselho pode levar a que sejam feitas adaptações. O formato de comunicação associado a essa situação é chamado de método "informando e ouvindo" (Vrolijk et al., 1972): o consultor dá o conselho e escuta as reações do paciente.

O médico como instrutor

O médico escolhe o papel de instrutor quando a natureza das queixas/problemas é, principalmente, de ordem pessoal/psicológica. É o caso já mencionado do paciente que reclamava da situação que atravessava no trabalho. Outro exemplo é o de um paciente que tem que lidar com problemas familiares complexos. As soluções "simples", médicas ou técnicas não se aplicam aqui. Um médico não tem remédio para tudo!

Nesse caso, o médico tem que usar também o modelo participativo ou "colaborativo". Ele deve mais uma vez envolver o paciente para encontrar soluções para seus problemas. O formato de comunicação associado a essa situação é chamado de método de resolução de problemas: o médico auxilia e apóia o paciente na busca por soluções para seu problema.

Os diferentes papéis de especialista, consultor e instrutor estão relacionados com a extensão da influência do médico. Dependendo do papel, a influência do médico ou a do paciente pode ser maior. O quadro 3.1 deixa isso mais claro.

Quadro 3.1 – A expectativa do paciente.

Quando decide visitar um médico, o paciente freqüentemente tem algumas expectativas, que podem ser:

- uma solução clara / um tratamento para suas queixas/problemas
- um conselho especializado
- apoio no seu próprio processo de busca de uma solução

Uma solução clara / um tratamento para os problemas

O paciente que pede uma solução clara ou um tratamento põe a responsabilidade pela qualidade da solução no médico. "Me passa um remédio, porque minha dor de dente está insuportável". Nesse caso, o médico é considerado um especialista. É como ir com seu carro para a garagem, sem entender o que acontece sob o capô. A posição do paciente aqui é de dependente.

Um conselho especializado

O paciente que pede um conselho especializado também tem, ele próprio, algum conhecimento sobre o seu problema. Podemos pensar no paciente com queixas de dores nas costas por estar acima do peso. Na Holanda surgiu um novo cargo na área médica: o de conselheiro de saúde, uma pessoa que ajuda outras com hábitos nada saudáveis, como fumar e beber muito, comer muita gordura (pacientes cardíacos). O conselheiro deve ser competente em sua área, mas também deve ser capaz de guiar os pacientes durante o processo de mudar os maus hábitos. Nesse caso, o paciente aparece em parte como objeto, em parte como sujeito responsável. A responsabilidade pela mudança no processo é dividida. Os pacientes são menos dependentes do que na situação anterior.

Apoio no seu próprio processo de busca de uma solução

O paciente que pede apoio no seu próprio processo de busca de uma solução não espera soluções imediatas do médico. Podemos pensar em um paciente com problemas no casamento, querendo discuti-los com o profissional. O médico deve escolher o papel de instrutor, que ajuda a ordenar os diferentes aspectos dos problemas matrimoniais. Ele pode tentar ajudar o casal a aumentar suas habilidades de comunicação na interação, por exemplo, conversando com os dois em conjunto.

A responsabilidade pela mudança no processo também é dividida. O paciente se apresenta principalmente como um sujeito que está procurando uma solução para seu problema pessoal. O paciente se vê novamente menos dependente do que na situação em que o paciente pede um conselho especializado.

É tarefa do médico julgar a expectativa dos pacientes. Em geral, muitos vão pedir uma solução clara. Às vezes, porém, não fica claro o que o paciente realmente quer do médico. Neste tipo de situação é importante esclarecer qual é a expectativa. Só então o médico é capaz de julgar se pode oferecer o que o paciente espera.

Situações contingentes e não contingentes de aconselhamento

Com base nas seções seguintes, podemos caracterizar situações de aconselhamento como contingentes ou não contingentes. Nas situações contingentes, os fatores distintos estão bem sintonizados uns com os outros. Essas situações são representadas no quadro 3.2.

Quadro 3.2 – Situações contingentes de aconselhamento.

Tipo de queixa/ problema	Técnico (Qa)	Misto (QA)	Pessoal (Aq)
Expectativa do paciente	Solução	Conselho especializado	Apoio no processo
Papel do conselheiro	Especialista	Consultor	Instrutor
Modelo de comunicação	Informando e explicando	Informando e escutando	Participativo/"colaborativo", de resolução de problemas

Nesses casos, pode-se esperar poucos problemas na comunicação entre o médico e o paciente. Em todos os outros, nos casos não contingentes (por exemplo, quando o tipo de queixa/problema é pessoal, mas o médico escolhe o papel de especialista, informando e "vendendo" a solução), surgirão problemas. Sempre que concluir que esses distúrbios existem, é melhor usar a habilidade "elucidação da situação". Isso significa discutir a diferença de expectativas e tentar chegar a um acordo quanto à melhor maneira de se comunicar entre si.

Resumindo o quadro 3.2, quando o paciente aparece com uma queixa/ problema "técnico" e espera uma solução, o médico deve escolher o papel de especialista. Para isso, ele usa uma abordagem diagnóstico-prescrição e um modelo de comunicação "informando e explicando".

Quando a queixa/problema é mista e o paciente pede um conselho especializado, o médico deve usar o papel de consultor e um modelo de comunicação "informando e escutando".

Quando a queixa/problema é pessoal e o paciente procura apoio em seu processo, o médico deve assumir o papel de instrutor. O modelo de comunicação a ser usado é o participativo ou "colaborativo", no qual o médico e o paciente tentam resolver os problemas juntos.

Finalmente, os diferentes modelos de comunicação serão brevemente apresentados nas próximas seções.

O método "informando e explicando"

No modelo "informando e explicando", distinguem-se três estádios. No primeiro, o médico tenta fazer um diagnóstico usando as habilidades básicas de escuta: comportamento no atendimento, fazer perguntas, parafrasear o conteúdo, refletir os sentimentos e sumariar (ver capítulo 2).

À primeira vista, esse modelo parece fácil. Realmente, quando o paciente reconhece o conhecimento do médico e pede uma solução, pode-se esperar poucos problemas. Às vezes, entretanto, o paciente se mostra resistente ao conselho. O médico então terá que descobrir em que argumentos ou emoções a resistência se baseia. Depois disso, ele terá que negociar a execução do conselho com o paciente, que se convencerá de que é sensato segui-lo.

O método "informando e escutando"

O primeiro estádio do método "informando e escutando" é semelhante ao do método "informando e explicando". Mediante o comportamento no atendimento, perguntas, paráfrase do conteúdo, reflexão dos sentimentos e sumário (ver capítulo 2), o médico forma uma imagem das queixas/problemas. No segundo estádio, ele vai dar um conselho, entretanto, em vez de enunciar uma solução clara ("Você tem que tomar o remédio A"), o conselho terá um caráter mais experimental. Em seguida, o médico deve ficar bem atento às reações do paciente. As objeções, em especial, devem ser levadas a sério. Às vezes o paciente duvida da exeqüibilidade do conselho. Juntamente com o paciente, o médico tem que chegar a um acordo final sobre como lidar com o problema.

O método de resolução de problemas

O método de resolução de problemas é uma especificação do método "informando e escutando". O paciente tem um papel mais ativo, porque os problemas são de tal modo pessoais que é impossível dar conselhos prontamente. Já mencionamos os exemplos do paciente que chega com problemas matrimoniais ou dúvidas sobre sua situação no trabalho. Aqui o médico deve apoiar o paciente em seu processo. Novamente, as habilidades básicas de escuta são muito importantes. Considerando o problema muito difícil de lidar, o médico pode obviamente indicar um psicólogo ou psiquiatra.

REFERÊNCIAS BIBLIOGRÁFICAS

Vrolijk A, Dijkema MF & Timmerman G. Gespreksmodellen. Een geprogrammeerde instructie.[Communication models. A programmed instruction]. Alphen aan den Rijn: Samsom, 1972.

Capítulo 4

HABILIDADES DE TRANSMISSÃO DE MÁS NOTÍCIAS

• Henk T van der Molen

INTRODUÇÃO

Como médico, você freqüentemente tem que transmitir más notícias ao paciente.

PARE e PENSE

Tente lembrar-se de algumas situações em que você precisou transmitir más notícias.

O que você pensou antes?
O que foi difícil?
Como você fez isso?

Você pode ter pensado em uma situação em que teve que informar ao paciente os resultados positivos de exames laboratoriais: a pessoa que tinha medo de estar infectada pelo vírus HIV realmente estava. Você esperava poder renovar sua confiança, mas agora tem que lhe transmitir as más notícias. Talvez você se encontre nervoso antes de fazê-lo, porque se preocupa com as reações emocionais do paciente, mas, finalmente, assume sua responsabilidade.

Você também pode ter pensado em situações menos dramáticas, mas precisa perceber que até uma simples mensagem como: "Você não poderá jogar futebol nos próximos quatro meses" pode causar reações emocionais no paciente, como raiva e ceticismo.

O objetivo deste capítulo é responder à questão: qual é a melhor abordagem para uma conversa que transmite más notícias. Na próxima seção, faremos uma distinção entre a situação em que o médico sabe previamente que tem que dar más notícias, como no exemplo anterior, e a situação em que isso só fica visível durante a entrevista.

Apresentaremos um modelo para esse tipo de conversa. O modelo, derivado de Vrolijk, Diljkema e Timmerman (1972), tem três fases:

1. transmitindo más notícias imediatamente;
2. respondendo a reações;
3. procurando soluções/dando conselhos.

Para cada fase, apresentaremos algumas diretrizes para o médico. Depois trataremos de algumas maneiras inapropriadas de responder. Para maior clareza, vamos fazer referência a estas como "equívocos". Fecharemos o capítulo com um *resumo* do modelo de conversação.

DUAS SITUAÇÕES

Em geral, pode-se distinguir dois tipos de situações envolvendo más notícias:

1. Situações em que se *sabe imediatamente, no início da conversa*, que é preciso transmitir más notícias.
2. Situações em que as más notícias têm que ser introduzidas durante a conversa.

Uma diferença importante é que na primeira situação é possível *se preparar* melhor do que na segunda, e portanto mostrar mais autoconfiança. Durante a preparação, o médico pode antecipar *como* ele quer conduzir a conversa. Ele também pode *pensar* em uma explicação da má notícia ao paciente. Quanto a isso, podem ocorrer dois "equívocos". Ou se omite a preparação da explicação ("Nós precisamos ver como se dá o andamento da conversa") ou se apresenta argumentos *demais*. Ignorar a fase da preparação leva à situação em que a explicação tem que ser pensada durante a conversa. Isso aumenta a chance de o médico cometer equívocos, deixando o paciente ainda mais confuso. A desvantagem de muitos argumentos é que, freqüentemente, o paciente não os escuta, porque está emocionalmente indefeso.

Se somente durante a conversa resta claro que o médico tem que dar más notícias, por exemplo, quando após a entrevista e o exame físico é preciso decidir se o paciente deve ser mandado ao hospital, não é possível se preparar previamente. Se a mensagem a ser transmitida realmente envolve más notícias, isso deve ficar bem claro.

Embora as duas situações iniciais, mencionadas anteriormente, difiram em tempo de preparação, o modelo de conversação a seguir é aplicável para ambas.

FASE 1:
TRANSMITINDO MÁS NOTÍCIAS IMEDIATAMENTE

Acreditamos ser melhor transmitir as más notícias imediatamente. Elas devem ser precedidas por breve anúncio, por exemplo: "Temo não ter boas notícias para você". Sem tal anúncio, as más notícias pegariam o paciente realmente de surpresa. Depois disso, você deve informar as más notícias. É importante que você as dê clara e tranqüilamente e mostre compreensão pela situação difícil em que o paciente se encontra. É aconselhável dar apenas uma explicação bem curta juntamente com as notícias, porque em muitos casos o paciente estará emocionado demais para ouvir uma explicação longa. Depois de contar as más notícias, é melhor que o médico "fique quieto" para dar ao paciente a chance de uma reação inicial.

Equívocos na fase 1

Quando o médico não sabe realmente o que fazer com a situação, porque não se preparou adequadamente, ou nunca se deparou com fato dessa natureza, pode cometer "equívocos". Esses "equívocos" se resumem ao fato de que o médico não está preparado para assumir a responsabilidade de transmitir más notícias.

Adiamento/Evitação

Às vezes as pessoas têm a tendência de adiar as más notícias, porque estão receosas em contá-las. Elas tendem primeiro a falar sobre generalidades. De modo geral, esse é um caso de evitação, que se baseia no medo das reações emocionais do outro. A desvantagem é que fica mais e mais difícil contar as más notícias. No caso de um médico que adia as más notícias, o paciente provavelmente vai reagir agressivamente: "Primeiro, tudo era flores, e agora você me diz isso?"

O método do "auto-enforcamento"

O ponto principal do chamado método do "auto-enforcamento" é que o médico deixa o próprio paciente descobrir as más notícias. Ele pode fazer isso usando comentários sugestivos. Por exemplo:

Do médico para um filho preocupado com a mãe, que está no hospital:

> – "Bem, você sabe que sua mãe é muito idosa e que a vida não é eterna, não sabe"?
>
> **Filho** (consternado): – "Você quer dizer que ela vai morrer?"
>
> **Médico**: – "Hum, hum, você é que está dizendo..."

Em geral, ao se usar essa tática, há duas reações possíveis. A primeira é que a outra parte realmente "amarra a corda no próprio pescoço". Vemos isso na resposta do filho. Nesse caso, parece que a tática funcionou. Freqüentemente, depois de tal conversa, o outro fica com um gosto amargo. A segunda possibilidade é que a outra parte sentirá que ele próprio tem que tirar conclusões negativas. Nesse caso, ele reagirá com agressividade, às vezes abertamente: "Deus do céu, na verdade você está dizendo que ela vai morrer; por que não me diz diretamente?!".

Transmitindo más notícias de um modo não muito claro

O terceiro "equívoco" é não transmitir as más notícias de modo claro. Isso pode acontecer quando o médico está nervoso para dizer a verdade desagradável:

– "Bem, como você sabe... eh... nós fizemos alguns exames laboratoriais... e o de sangue parece estar OK, apesar de alguns valores baixos, mas pode haver algumas metástases em seus gânglios linfáticos... quero dizer... eh... pode haver... na verdade, há..."

Uma vez que o médico nesse exemplo não ousa dizer a verdade – que foram descobertas evidências de câncer – o paciente fica ainda mais inseguro do que já estava. Além disso, ele vai ter dúvidas quanto à autoridade e ao profissionalismo do médico.

Dando explicações e argumentos demais

Explicações longas, baseadas em termos médicos, entram por um ouvido do paciente e saem pelo outro. Isso decorre do fato de que o paciente acaba de ouvir as más notícias, que causam reações emocionais, como ansiedade e ceticismo, e freqüentemente sua consciência se vê diminuída por um tempo. As pessoas que receberam a terrível mensagem de que tinham câncer geralmente dizem que, depois da notícia, não ouviram nada do que o médico disse. Estavam entorpecidas demais para escutar qualquer outra coisa.

FASE 2:
RESPONDENDO A REAÇÕES

Conforme mencionado anteriormente, o paciente vai, em primeira instância, responder emocionalmente às más notícias. As diferenças nas reações das pessoas são enormes. Uma pessoa olha fixamente para o médico, empalidece e emudece; outra começa a chorar imediatamente e a terceira fica agressiva. A seguir temos um resumo das emoções e comportamentos mais comuns:

- *Choque* – Quando as más notícias são inesperadas, o paciente reage freqüentemente com choque e confusão. "O quê?! Como é possível?!". Às vezes as pessoas ficam literalmente desnorteadas e não sabem como reagir.
- *Ceticismo* – O paciente não quer acreditar que tem uma doença séria. "Isso não pode ser verdade. Deve ter algum erro no laboratório. Vou pedir uma segunda opinião".

- *Agressão* – Como conseqüência da frustração trazida pelas más notícias, o paciente fica irado. Essa raiva pode tomar a forma de uma leve irritação e pequenas reações, mas também de ódio.
- *Perseverança* – Perseverança significa que as pessoas reagem constantemente do mesmo modo, como um toca-discos quebrado: "Oh, que decepção não poder voltar ao trabalho... É muito decepcionante para mim..." e assim por diante.

O objetivo do médico na segunda fase é *dar ao paciente espaço* para reagir e *responder às suas reações emocionais* de modo apropriado. Para alcançar esses objetivos ele precisa, em primeiro lugar, ouvir atentamente as reações. Quando o paciente pede mais informações, ele deve fornecê-las. O paciente vai, contudo, de modo geral, primeiramente, mostrar algumas emoções. Nesse caso, o médico deve expressar sua compreensão acompanhando os pensamentos e sentimentos do paciente e permanecendo calmo e sério. Para expressar sua compreensão, o médico pode fazer uso de habilidades como *parafrasear o conteúdo* e *refletir os sentimentos* (ver capítulo 2).

Especialmente no caso de más notícias, quando as reações emocionais podem ser muito fortes, é importante usar a intensidade certa ao expressá-las.

Como mencionado, o paciente pode também reagir com agressividade. A agressividade pode ser "vaga" ("Estou furioso por isso estar acontecendo comigo!"), mas também pode ser direcionada ao transmissor das más notícias: o médico. No último caso, o transmissor das más notícias é identificado com as próprias. Um exemplo clássico disso é o mensageiro que informou o imperador a respeito da derrota no campo de batalha e foi decapitado. Em ambos os casos, o médico deve responder com empatia. Pode ser um pouco mais fácil na situação de "raiva vaga". "Eu posso imaginar que você esteja tão chocado com a notícia que tenha ficado irritado". A agressão dirigida diretamente ao transmissor é mais difícil de ser aceita por este. Afinal, em primeiro lugar, ele não pode fazer nada quanto às más notícias, depois, ele teria preferido dar boas notícias, e por último ele tenta transmitir a má notícia de modo compreensivo e ainda assim o paciente fica irritado! Como médico, você pode se sentir inclinado a responder com reações do tipo: "Desculpe, mas eu não posso ser culpado pelas más notícias!". Também, porém, nesse caso é melhor ficar tranqüilo e mostrar empatia: "Eu posso imaginar que você até sinta raiva de mim em função das más notícias...". A agressão é apenas uma das reações comuns à frustração e o paciente tem que extravasar de alguma maneira. Quando tem consciência desse fenômeno, o médico tem muito mais sucesso ao lidar com a agressão.

A duração da segunda fase depende da gravidade das más notícias e da reação pessoal do paciente. Somente depois de passado o impacto das primeiras emoções é que o paciente estará pronto para ouvir explicações e pensar no melhor modo de lidar com as más notícias. Voorendonk (1986) esboça a ligação entre o processamento das informações racionais e emocionais (Fig. 4.1).

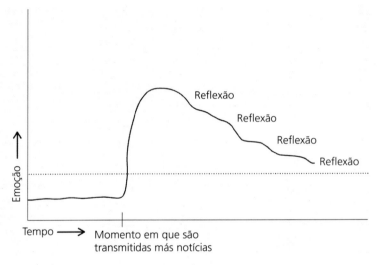

Figura 4.1 – Relação entre as emoções e as respostas do médico durante a fase 2.

Nessa figura, a emoção é vista como uma função do tempo. Imediatamente depois da transmissão das más notícias, observamos um salto do nível emocional, passando este a ficar bem acima da (simbólica) "área racional". Isso significa que a faculdade do pensamento racional do paciente está temporariamente prejudicada. Expressando as emoções do paciente, o médico pode amenizar isso, o que aumenta gradualmente a possibilidade de processamento de informações racionais. O paciente começa a ver os fatos mais claramente ("OK, então, eu entendo que preciso ir para o hospital..."). Depois, ele está quase sempre mais receptivo a uma explicação longa a respeito das más notícias. Ele próprio vai demonstrar que está pronto para tal discussão: "Explique-me o que há comigo e o que pode ser feito".

Nesse estádio, o médico deve dar uma explicação que seja a mais clara possível. Deve tentar fazer isso sem usar muitos jargões médicos (é claro que dependendo da capacidade intelectual do paciente). Depois de cada parte da explicação, é importante dar ao paciente a chance de reagir. Existe uma probabilidade de o paciente não entender inteiramente o que está sendo explicado ou de ele reagir emocionalmente mais uma vez. Agora, o médico deve usar novamente paráfrases e expressões, e tentar dar uma explicação melhor.

Equívocos na fase 2

Por mais lógico que isso possa parecer, há uma grande chance de que o médico se permita ser levado a uma reação pessoal, o que é passível de acontecer talvez em uma relação interpessoal "normal". Pode-se reagir muito direta e pessoalmente, mas "na função", deve-se tentar evitar isso. A seguir temos uma série de reações comuns "equivocadas":

• *Não levar as emoções a sério*
A pior coisa que um médico pode fazer é não levar as emoções do paciente a sério.

Se um paciente não se sente entendido, há sempre uma chance maior de que ele não siga os conselhos (sensatos) do médico na próxima fase. Freqüentemente, as emoções do paciente são um tanto irracionais ("Deus, eu tenho câncer de pele; eu vou morrer!").

É claro que, nesses casos, o médico não deve apenas expressar o sentimento, mas também dar informações concretas sobre as possibilidades de tratamento.

• *Reagindo com uma contra-agressão*
Em vez de permanecer calmo se o paciente ficar com raiva ou irritado, o médico também reage de maneira agressiva. A conseqüência é que a conversa perde a natureza profissional e o diálogo fica bloqueado.

• *"Dourando a pílula"*

Por "dourar a pílula" queremos dizer apresentar as más notícias de tal modo que quase as faça parecer boas notícias. Por exemplo, salientando que também há vantagens nas más notícias ("Você tem que ficar de cama por um mês, mas agora vai poder ver seus programas favoritos de televisão"). Evidentemente, existem pacientes que se permitem enganar se alguém "dourar a pílula". Há uma chance maior, entretanto, de os pacientes verem mais tarde que o problema foi apresentado de um modo bem mais atraente do que o é na realidade. A conseqüência pode ser: agressão tardia e sentimento de não ser levado a sério.

• *Dando menos destaque*

Por "dando menos destaque" queremos dizer apresentando as más notícias como algo insignificante, algo com que você não se deva preocupar. A conseqüência de dar menos destaque a reações ("OK, sua doença é chata, mas você deve se dar conta de que outros pacientes sofrem de doenças bem mais sérias") é que o paciente não se sente compreendido.

• *"Também não tem graça para mim"*

Em vez de se envolver com os sentimentos do paciente, o médico direciona sua atenção para a posição difícil em que se encontra. "Você tem que acreditar que eu realmente não gosto de lhe dizer isso. Você já é o terceiro paciente nesta semana a quem eu tenho que comunicar que sofre de uma doença venérea". Pode ficar evidente que esse não é um tipo de comportamento profissional.

FASE 3:
PROCURANDO SOLUÇÕES/ACONSELHANDO

Nos parágrafos anteriores, salientamos que só se deve procurar soluções quando as más notícias tiverem sido de algum modo absorvidas. Pode-se deduzir se o paciente está bem a par através de comentários como: "Mas o que devemos fazer agora?". Às vezes uma pergunta desse tipo não aparece e o médico precisa passar cuidadosamente a essa fase. Por exemplo: "Eu entendo que você não pode acreditar que tem diabetes e que está muito

chateado, mas vamos tentar, primeiro, ver como lidar com suas queixas?".
Nesse exemplo, a fase do aconselhamento é introduzida explicitamente pelo
médico. Ele deve dizer, em seu papel de especialista médico, qual a melhor
coisa a fazer (ver capítulo 3 sobre *Aconselhamento*). Para finalizar a conversa,
o médico deve resumir o que foi decidido. Ele também deve dar a chance
de responder perguntas que possam aparecer mais tarde. Todos conhecemos
o fenômeno de pôr o pé fora do consultório do médico e só então lembrar
daquela pergunta importante que não fizemos.

Equívocos na fase 3

Quando há más notícias, o médico geralmente considera-as como um in-
fortúnio para o paciente. Ele gostaria muito de torná-las melhores e procura
soluções. Uma das possíveis conseqüências é que ele dê ao paciente pou-
quíssimo tempo para "trabalhar" suas emoções. Alguns equívocos comuns
na fase 3 estão delineados na seqüência.

• *Passando à fase 3 rápido demais*
O médico pode passar à fase 3 muito rapidamente, por exemplo, se o paciente pergunta "E agora?" no começo da fase 2, mas na verdade está muito
envolvido com suas emoções para pensar racionalmente.

• *Dando informações demais de uma só vez*
Geralmente o paciente está ainda um pouco chateado nessa fase. Conseqüentemente, o médico deve apresentar seus conselhos de uma forma estruturada, em pedaços de informação passíveis de compreensão. Se o paciente
for para casa com quatro conselhos complexos, há uma chance enorme de
ele esquecer alguns deles e não seguí-los.

RESUMO

No quadro a seguir, oferecemos uma visão geral do modelo de três fases
para transmitir más notícias, juntamente com o que se deve e não se deve
fazer e as principais habilidades necessárias para cada fase (Quadro 4.1).

Quadro 4.1 – Três fases para transmitir más notícias.

	Habilidades
Fase 1: Transmitindo as más notícias imediatamente O que se deve fazer • Apresentar uma introdução curta • Dar as más notícias imediatamente O que não se deve fazer • Adiar/evitar • Usar o método do auto-enforcamento • Dar as más notícias de um modo não muito claro • Dar explicações e argumentos demais	
Fase 2: Respondendo a reações O que se deve fazer • Dar ao paciente ampla oportunidade de reagir • Dar uma explicação curta O que não se deve fazer • Não levar as emoções a sério • Reagir com uma contra-agressão • Dourar a pílula • Dar menos destaque • "Também não tem graça para mim"	**Habilidades de ouvinte** Comportamento no atendimento Exprimir os sentimentos Paráfrase do conteúdo Dar informações
Fase 3: Procurando soluções/aconselhando O que se deve fazer • Anunciar explicitamente essa fase • Dar conselhos claros • Apresentar pedaços de informação passíveis de compreensão O que não se deve fazer • Passar rápido demais à fase 3 • Dar informação demais de uma só vez	Dar informações Resumir Dar oportunidade para que se faça perguntas mais tarde

REFERÊNCIAS BIBLIOGRÁFICAS

Vrolijk A, Dijkema MF & Timmerman G. Gespreksmodellen. Een geprogrammeerde instructie.[Communication models. A programmed instruction]. Alphen aan den Rijn: Samsom, 1972.

Voorendonk RH. Het slecht-nieuwsgesprek. [Breaking Bad News]. In: Kolkhuis Tanke J, Korswagen C, Verrept St & Depreeuw D. (Eds.), Handboek Taalhantering. Praktische communicatiegids voor bedrijf, instelling en overheid. [Handbook of Communication. Practical communication guide for company, institution and public organisations]. Deventer: Van Loghum Slaterus, 1986.

SEGUNDA PARTE

CAPÍTULO 5

HABILIDADES DE COMUNICAÇÃO NA CONSULTA COM CRIANÇAS

- Álvaro Jorge Madeiro Leite
- Henrique Luis do Carmo e Sá
- Olívia Alencar Costa Bessa

Ser médico era travar uma batalha ininterrupta.
De um lado a doença, sempre a entrar no corpo das
pessoas; do outro, a saúde, sempre querendo ir embora.
E depois, havia mil espécies de doença e
uma única saúde.

A doença usava todo tipo de máscara para que não
a pudessem reconhecer: um verdadeiro carnaval. Era
preciso desmascará-la, desanimá-la, pô-la para fora, e
ao mesmo tempo, atrair a saúde, segurá-la, impedi-la de
fugir.

Maurice Druon, *O menino do dedo verde*

INTRODUÇÃO

Crianças são seres humanos que necessitam de cuidados de adultos. Esses cuidados incluem ações e atitudes de promoção de vida saudável, de proteção contra agravos (enfermidades e acidentes), de cuidados com a vida emocional, dentre outros. À medida que o tempo passa, as necessidades de tutela dos pais ou responsáveis, em face da vulnerabilidade da criança, vão mudando, de tal maneira que, de uma situação de dependência absoluta, a criança deve alcançar as possibilidades adultas de assumir a responsabilidade por suas escolhas de vida com autonomia e de maneira integrada aos valores da comunidade onde vive. A família, em qualquer das modalidades existentes hoje, é o lugar onde a criança inicia o movimento em direção ao seu desenvolvimento pleno.

Estudar crianças em ambiente clínico implica reconhecer as diversidades de contextos onde a prática clínica se realiza. Uma criança de 2 meses de idade exige, do profissional que a atende, habilidades distintas às necessárias ao atendimento de uma criança de 2 anos ou de outra de 7. Atender a um recém-nascido em alojamento conjunto ou internado na terapia intensiva pouco tem em comum com a abordagem de uma criança de 4 anos em pronto atendimento, na sala de emergência ou sadia numa consulta de puericultura.

PARE e PENSE

- Lucas, 11 meses de idade, já entra no consultório desconfiado, na *barra da saia de sua mãe*; o médico tenta, com discrição, uma aproximação – "Olá, Lucas! Tudo bem? Que camisa bonita"! Sua resposta: choro convulsivo e estridente. A intercessão carinhosa de sua mãe ainda assim, não o acalma.
- – "Desde ontem ele não fala noutra coisa", diz a mãe de João, logo ao entrar na sala para consulta. João, com 3 anos de idade, no primeiro instante, corre para abraçar o médico.

Pelos propósitos educacionais deste texto, não se abordarão aqui as habilidades de comunicação em situações específicas de atendimento: crianças com problemas agudos (pneumonia, diarréia, febre etc.) ou com doenças de longa duração (asma, rinossinusopatia alérgica, febre reumática, síndrome nefrótica etc.); também crianças vivendo em situações estressantes (perda recente de um ente querido, pais separados, pessoas drogadictas no domicílio etc.).

Para atender com qualidade, o médico deve ser possuidor de um conjunto amplo de competências e de habilidades específicas na comunicação com as crianças, seus pais ou cuidadores diretos e com outros membros da família, na recepção, na coleta de informações, no ato do exame físico, no raciocínio diagnóstico, na negociação do plano terapêutico. Estas habilidades variam em função da gravidade do problema clínico da criança, do local onde o atendimento está sendo realizado (unidade básica de saúde/consultório, pronto-socorro, hospital), das aflições e angústias que estão mobilizadas pelas famílias, das expectativas e necessidades dos pais, da idade de cada criança, de sua capacidade de comunicação, das características do profissional que a atende, do projeto e dinâmica da instituição.

Circunstâncias atuais e pregressas da vida da família, da criança e do contexto em que vivem modificam substancialmente as atitudes no acolhimento da criança e sua família, exigindo diferentes habilidades de compreensão e comunicação com ambos, pais e crianças. São múltiplos e complexos os cenários possíveis, muitos dos quais não podem ser compreendidos imediatamente, senão, mediante procedimentos cautelosos aprendidos ao longo da carreira profissional.

PRÁTICA CLÍNICA COM CRIANÇAS E SUAS FAMÍLIAS

As crianças

Crianças são produtos de projetos e desejos familiares com destaque especial aos desejos maternos, que podem ser bem ou malsucedidos; são pessoas em fase de vulnerabilidade máxima e limitada autonomia. Portanto, além de cuidados físicos essenciais e de proteção, as crianças precisam ser contempladas em outras necessidades vitais para seu desenvolvimento mental e emocional, em particular, a necessidade de estabelecer bons relacionamentos afetivos.

De onde vim, onde foi que você me apanhou? — perguntou um bebê a sua mãe.

Meio chorando, meio rindo, e apertando o bebê em seu peito, ela respondeu:

– Você estava escondido em meu coração como um desejo, meu querido.

Rabindranat Tagore (*The Crescent Moon*)

Alguns conhecimentos, algumas habilidades afetivas e de comunicação com crianças e suas famílias devem estar presentes na formação e na prática de médicos que têm a responsabilidade de atender crianças.

a) As crianças são pacientes singulares; as de menor idade não têm autonomia, independência nem linguagem verbal suficientes para estabelecer um padrão de comunicação que possibilite um adequado desenrolar da entrevista clínica. Crianças precisam de adultos que reconheçam e traduzam seus problemas; essa contingência é mais um dos aspectos que diferenciam a Medicina de Crianças da Medicina de Adultos. Como decorrência, habilidades específicas são necessárias ao clínico para captar e desvendar a natureza dos problemas trazidos à consulta por intermédio de outra pessoa, um intérprete com um grau de envolvimento afetivo de grande monta.

O fato de uma criança pequena não ter capacidade para uma comunicação verbal, no sentido tradicional, não deve significar que ela deva ser ignorada durante a consulta. Deve-se utilizar habilidades que valorizem e incorporem a criança, ativamente, à consulta. Crianças mais velhas podem contribuir com informações relevantes e *feedback* acerca de suas queixas (Pantell et al., 1982), aumentando a satisfação e a adesão às recomendações (Colland, 1990). Alguns estudos mostram que crianças compreendem informações médicas, de acordo com seu nível de cognição e com o processo educativo empreendido pelo profissional – com a intermediação parental (Arnstson e Philipsborn, 1982; Worebey et al., 1987).

A relação com a criança pode ser estabelecida atraindo-a para uma conversa ou brincadeira apropriada ao seu desenvolvimento, oferecendo-lhe brinquedos e mostrando-se sensível aos temores que ela possa ter. Ignorar a criança até o momento de exame físico constitui um dos equívocos mais freqüentes. A exemplo de seus pais, as crianças se sentem mais confortáveis quando são cumprimentadas pelo nome e envolvidas em interações agradáveis antes de serem inquiridas com perguntas delicadas ou ameaçadas com exames (Nelson, 2004). Crianças pequenas podem participar da conversa apoiada na perna do genitor, o que oferece segurança e permite que a criança esteja ao nível dos olhos do examinador.

b) O médico possuidor de adequadas habilidades de comunicação utiliza-as para distinguir o problema clínico real que a criança apresenta e a eventual leitura ansiosa ou distorcida que nos traz sua família ou genitora; ambas as demandas precisam ser acolhidas e compreendidas e, conseqüentemente, abordadas de maneira adequada. Aqui, não significa destituir de validade a percepção inadequada que possa ter a mãe sobre a saúde de sua criança, e sim ajudá-la a entender a distinção entre suas ansiedades e o problema da criança. Esse é um aspecto indispensável para estabelecer um relacionamento afetivo, de confiança, e caminhar na perspectiva de uma consulta acolhedora na qual a abordagem de possibilidades terapêuticas tenha sucesso.

c) O médico deve ter uma compreensão geral das necessidades específicas das crianças e das características da interação que devem estabelecer com elas, na dependência da faixa de idade e da condição de gravidade clínica do problema de saúde em foco. Assim, atender a uma criança de 4 meses de idade em visita de puericultura ou com uma ferida superficial na pele ou, uma criança de 15 meses com pneumonia, exige abordagens técnicas, afetivas e de comunicação bastante distintas. Crianças sadias ou doentes mobilizam distintos graus de ansiedade nas mães e nos médicos que a estas atendem; são completamente diferentes as estratégias de comunicação e habilidades necessárias para realizar o exame clínico, que devemos utilizar com crianças sadias ou doentes ou com crianças de várias faixas etárias.

d) A característica das crianças de estarem em permanente interação com outras pessoas, com trocas intersubjetivas, em distintas fases de crescimento físico, de desenvolvimento mental e emocional, traz demandas específicas para o atendimento. No campo clínico, sobressai-se a lógica da prevenção e da orientação antecipada. Assim, além de respostas aos problemas específicos de saúde física (impetigo, amigdalite, otite, diarréia etc.), tem lugar obrigatório na consulta uma série de estratégias de prevenção e de orientação antecipadas. Recomendar *scrennings* de investigação de certos problemas (p. ex., teste do pezinho), orientar sobre vacinas, o início da escovação dentária, atenção às situações cotidianas que favorecem acidentes, aspectos psicoprofiláticos (necessidades emocionais, angústia de separação, autonomia, birra) fazem parte desse elenco de intervenções. Tais demandas parecem exaustivas, principalmente as de ordem psicoemocional, no entanto, podem ser organizadas de maneira metódica (como veremos mais adiante).

e) O atendimento de crianças com demandas comportamentais ou psíquicas (crianças excessivamente tímidas ou muito birrentas, com problemas disciplinares graves, alguns distúrbios alimentares ou do sono etc.) deve seguir a mesma lógica clínica da identificação de problemas de natureza mais grave ou complexa que extrapolam a capacidade resolutiva do médico geral. Por exemplo, crianças com convulsão afebril de repetição, infecção urinária complicada com grave refluxo vesicoureteral, adenopatia cervical sugerindo linfoma, devem ser corretamente identificadas e encaminhadas para os profissionais com habilidades específicas para resolver o problema em questão – tanto quanto os problemas de natureza psicoafetiva. Nos dois exemplos (problemas clínicos e problemas psicoemocionais), o clínico deve ser capaz de identificá-los e dar-lhes uma destinação assistencial adequada. A articulação entre a complexidade e a gravidade do problema definirá os limites do atendimento clínico geral e a necessidade do especialista.

À guisa dessas primeiras reflexões, assinalamos que o fato de cuidar de crianças implica a necessidade de adquirir habilidades para lidar com pessoas com características muito específicas, em fluxo extraordinário de mudanças e dentro de uma teia de relações sociofamiliares que podem favorecer ou não o complexo processo de desenvolvimento da pessoa humana: de uma situação de ausência de autonomia e independência para a vida diária, para outra de aquisições múltiplas que devem culminar em individualização e convivência em sociedade.

As crianças e suas mães

A essência da prática clínica com crianças é, fundamentalmente, diferente de qualquer dos campos da Medicina clínica. São, no mínimo, duas as perspectivas a considerar: uma diz respeito à doença da criança, realmente existente, com todos os componentes de sofrimento físico e emocional e o impacto desse sofrimento sobre a criança e a família. Esta perspectiva é mais afeita à agenda do médico; é a ela a que este se refere com maior familiaridade, tanto por sua formação originária fortemente centrada em um modelo biomédico, quanto pela histórica expectativa de profissionais e pacientes acerca do papel do profissional ante estas demandas. Há outra perspectiva, entretanto, esta referente à agenda materna; esta agenda possui especificidades que não podem ser contidas apenas no espaço convencional da abordagem biomédica. Com o adoecer da criança, as mães sentem, de forma consciente ou não, de maneiras distintas e graus de intensidade, ruir o edifício de competência que elas gostariam de ver reafirmado com a saúde, o desenvolvimento e o bem-estar de seus filhos. Ansiedade e maior ou menor grau de sentimentos de culpa podem invadir e dominar as emoções maternas e condicionar a percepção dos incômodos do filho, com distintos graus de acurácia. Donald Winnicott, pediatra e psicanalista, em *O Bebê e suas Mães*, formulou o conceito de *mãe suficientemente boa* para explicitar as qualidades e competências necessárias para acolher e dar vitalidade à sua relação com o filho, desde a gestação.

Preocupação e ansiedade maternas seguem sempre em duas direções, na direção da doença propriamente dita e na do questionamento da competência materna. O colorido dessas percepções é função do entrecruzamento complexo de variáveis relacionadas à mulher e mãe, à família e à criança. A leitura que as mães fazem da natureza e das causas do incômodo de seus filhos (leitura interpretativa, produzida pela acuidade de seu olhar e sensibilidade) e da sensação que têm acerca do desempenho de suas tarefas como mãe produz relatos e interpretações da doença dos filhos com maior ou menor coerência com a realidade.

São muitas as possibilidades de leituras inadequadas do eventual problema de saúde apresentado pelo filho. Assim, uma experiência negativa na família ou em conhecidos próximos pode fazer com que os pais superestimem os sintomas que o filho apresenta, ou mesmo demonstrem um grau de ansiedade que pode "contaminar" o ambiente da consulta. Às vezes, os aspectos subjacentes às preocupações maternas podem não ser tão óbvios ou claros, o que exige do médico habilidades diferenciadas de escuta. As conseqüências de uma consulta nessas condições podem ser inadequadas, tanto para o discernimento do problema clínico em questão quanto para a tomada de decisão clínica – excesso de exames complementares, medicamentos desnecessários etc. Da mesma maneira, algumas vezes, o sintoma é percebido como uma denúncia franca das dificuldades maternas, da baixa estima. Aqui, o perigo é a negação ou subestimação do sintoma ou problema real que a criança apresenta.

Como conseqüência, pode haver uma diminuição da capacidade de discriminação entre a realidade objetiva da doença do filho com a realidade subjetiva delas – mães – diante das angústias, seus medos, sua vida emocional, sua história pessoal. A compreensão dessa problemática deve levar o médico a valorizar adequadamente os sentimentos maternos e da percepção que fazem – ou podem fazer – da doença de seus filhos. Este aspecto não pode ser negado nem ser valorizado sem crítica. Agora, a dimensão "ansiedade materna" tem potencial para mudar marcantemente o desenrolar da consulta. Uma mãe tomada por um estado de angústia tem pouca capacidade de discriminar, assimilar, perceber determinadas noções, orientações, idéias. Sua capacidade de pensar com clareza pode estar comprometida.

A natureza da abordagem do médico no atendimento de crianças é acolher essas duas perspectivas: da criança enferma e da percepção que esta condição – o filho enfermo – produz na auto-estima materna e a intensidade desse impacto em suas percepções e comportamentos no que se refere à sua *maternagem*. Tudo isso é mediado por uma família real. Essa característica da prática na clínica com crianças acrescenta uma dimensão obrigatória para os que se dedicam a atendê-las: compreender quem é esse intérprete da criança e quais suas características básicas. Na prática rotineira e na maioria das situações, esses intérpretes são os pais, em especial, as mães.

Nessa fase da vida, as crianças têm completa dependência de adultos; isto determina que o médico de crianças se esforce para entender o modo como os cuidadores – as mães ou responsáveis pela criança funcionam, percebem a criança e seus problemas. Pois é através deles – e da leitura que eles são capazes de empreender, de sua interpretação – que o médico tem acesso ao relato – como tradução – dos problemas de saúde das crianças. Pode-se imaginar que diante de uma doença com forte componente biológico (furunculose, gripe, diarréia infecciosa aguda) a "tradução" materna esteja mais facilitada e tenda a ser mais objetiva. Se, no entanto, os sintomas trouxerem para a mãe conexões com experiências anteriores, com preocupações de tratar-se de doença grave, ou em circunstâncias em que aflorem sentimentos de culpa, é de se esperar maior "contaminação" do relato e o desenrolar do encontro pode assumir um contorno muito nebuloso. Isto é particularmente importante em atendimentos de crianças muito pequenas. Com a criança maior é possível aos médicos incorporá-la a todos os passos da consulta, minimizando o impacto das interpretações maternas, utilizando-se de informações e impressões colhidas da própria criança. Outro recurso comumente útil é uma triangulação com outros membros da família, no intuito de refletir e ponderar as impressões e interpretações maternas. Comumente, outros membros da família podem ter impressões distintas da gravidade do problema e trazerem à consulta novos e/ou diferentes relatos que podem ajudar a interpretação do problema pelo médico.

PARE e PENSE

Logo cedo, pela manhã, Dr. Maurício recebe um telefonema:

"– Oh! Dr. Maurício, que bom falar com o senhor. Eu cometi uma atrocidade. O Pedrinho está que é uma crise só: nariz entupido, tosse cheia e já com cansaço. É que eu mandei pintar as portas do apartamento e está um cheiro horrível. Ah! como me arrependo!"

A criança doente e seu impacto na vida da família

A condição de vulnerabilidade, os diferentes graus de dependência de adultos, marcas características das crianças, induzem os adultos à adoção de medidas de proteção durante todo o desenvolvimento da criança, que em última instância, significa apoiar as aquisições em direção a graus crescentes de autonomia e individualização. Esses aspectos – vulnerabilidade e desenvolvimento em processo – determinam necessidades de cuidados afetivos e emocionais, necessidades de proteção e necessidades de educação para que a criança consiga um nível de organização em vida individual e em sociedade. Em seus incômodos e mal-estares, as crianças precisam que adultos as representem da maneira mais autêntica possível, que sejam bons tradutores de suas necessidades.

Essa condição da criança, de aparente passividade, expressa nesses atributos – vulnerabilidade e desenvolvimento – "esconde" movimentos, desde a mais tenra idade, da vida pré-natal (Wilheim), nos primeiros momentos do nascimento, de demandas, de necessidades de relacionamento recíproco com adultos (Brazelton e Cramer, 1992). Crianças exigem proteção, cuidados, interpretação e satisfação de suas necessidades que só podem ser satisfeitas por adultos, freqüentemente, no contexto de uma família, onde sobressai o cuidado que sua mãe lhe dispensa. Portanto, é sobre essa rede de atores que a clínica com crianças deve se dedicar. Esta é a essência da Medicina de Crianças: entender que a criança só existe em sua íntima relação com a família, em especial, sua mãe, e com o contexto sociocultural onde vive. Os processos de adoecimento da criança estão fortemente relacionados com o modo de vida de sua família, o padrão de relações afetivas e emocionais estabelecidos na família, em particular os vínculos da criança com sua mãe e o contexto socioeconômico familiar.

Na maioria dos encontros clínicos, a dimensão da doença precisa ser ampliada para além do biológico, incluindo aí o entendimento da criança, seu modo de vida e os cuidados globais que lhes são destinados por sua família. Os recursos de comunicação podem facilitar essa abordagem e entendimento, propiciando ao profissional as condições apropriadas para o estabelecimento do vínculo (ou *rapport* inicial), a coleta de informações, o exame físico, a adesão à terapêutica e o retorno às consultas subseqüentes.

Quando uma criança adoece, imediatamente se produzem alterações na dinâmica da família. A intensidade e o sentido dessas alterações são função dos vários ingredientes nos quais a criança e a família estão imersas: primeiro filho, gravidade da doença, experiências prévias, situação atual da família, grau em que o cotidiano da família poderá ter alterações, características emocionais da mãe, dentre outros. Com o sofrimento da criança, com as limitações à sua rotina diária, os pais podem ser tomados por sentimentos de culpa, de fracasso, de fragilidade, de pânico, às vezes.

Algumas famílias podem enfrentar a experiência da doença de maneira muito estressante, inclusive, com sérias perturbações em seus mecanismos de vitalidade. Sentimentos de culpa, divergências sobre as origens da doença, sobre a maneira de enfrentar os problemas, podem alterar a dinâmica da família e do casal, bem como alterar a vida dos outros filhos. Freqüentemente, a mãe apresenta maior ansiedade. Seus projetos maternos e, às vezes, os pessoais, ficam ameaçados, revirados de cabeça para baixo. Nesse momento, a mãe precisa se sentir apoiada por seu companheiro ou por outros membros da família para se sentir mais fortalecida, tomar iniciativas para alcançar um senso de controle muito claro diante dos infortúnios trazidos pela doença.

Pais superprotetores costumam sentir grande culpa pelo adoecimento dos filhos, bem como dificuldades permanentes ou momentâneas do casal ou de um dos cônjuges, costumam dificultar nossa estratégia de comunicação com as crianças, ao permitirem comportamentos autoritários, promessas inadequadas, noções equivocadas, mentiras ("não vá para lá – sala de exame – lá tem bicho-papão"; "se não ficar quieto, vai tomar injeção"; "papai vai comprar um igualzinho prá você", diante de uma peça do consultório não disponível para brincadeiras; "oh! titio malvado", diante da tentativa de auscultar os pulmões). Às vezes, ficam evidentes problemas específicos relacionados aos comportamentos dos pais: a) pais com dificuldades de entender ou atender as necessidades educacionais e afetivas dos filhos; b) filhos com demasiada autonomia, em épocas precoces, incoerentes com sua idade cronológica; c) pais submissos aos imperativos e desejos dos filhos; d) pais fragilizados ou culpados; e) separação abrupta ou difícil por parte dos pais ou cuidadores.

O médico precisa reconhecer e levar na devida conta o sofrimento psicológico da família, seja em seus aspectos depressivos ou ansiosos, secundários ao estresse de ter um filho doente. A intensidade dessa reação pode variar amplamente e o médico deve possuir as chaves para desarmar seu conteúdo explosivo. Algumas famílias podem demorar muito para ultrapassar a fase de turbulência (incredulidade, raiva, tristeza) até a fase de reorganização (ver capítulo 10). Cuidar da criança doente pode implicar aprendizagem dolorosa, penosa, percebida como extenuante. Para outras famílias, o enfrentamento pode ser mais realístico, com pequenos abalos na vitalidade da família.

Os pais nessa situação buscam apoio um do outro, em familiares ou amigos. Alguns necessitam de apoio mais concreto, social ou psicológico. Se ocorrer uma grave perturbação na dinâmica da família, maiores cuidados devem ser dispensados aos pais e os irmãos. Estes devem receber dos pais mensagens coerentes em relação ao que está ocorrendo. À medida que a família se reorganiza, para enfrentar a doença e seus distúrbios de maneira serena, ocorrem a redução da carga de sofrimento e estresse sobre todos. Para que o médico possa adequar suas mensagens, sua habilidade de bom ouvinte deve culminar numa percepção, a mais correta possível, acerca do impacto que a doença traz para a criança e seus pais e a família.

Assim, parte da tarefa do médico de crianças é apoiar e encorajar a mãe, oferecer estímulos para que ela possa recuperar a auto-estima. Os efeitos da doença do filho sobre a parte subjetiva da mãe têm importante impacto em sua capacidade de perceber, adequadamente, a gravidade da doença e as necessidades do filho e, em conseqüência, de articular as iniciativas que devem ser assumidas para o enfrentamento da doença.

Ao considerar a repercussão que a doença traz para a criança e sua família, o médico pode compreender melhor a aflição da família, a ansiedade dos pais e reconhecer os mecanismos subjetivos de defesa que estão mobilizados, e, assim, lançar mão de palavras mais acolhedoras. Uma escuta atenta para a repercussão que a doença está trazendo para a família e a criança faz com que o médico seja capaz de acolher, genuinamente, as necessidades decorrentes das circunstâncias atuais da família. Tornando prudente suas palavras, sua gestualidade, suas intervenções verbais e não verbais, evitando emitir juízos de valor ou fazer comentários apressados, inadequados, inoportunos, "agressivos", desrespeitosos.

O médico deve saber ver e escutar com "ouvidos e olhos". Perceber a natureza e intensidade do que atormenta a mãe ou o casal. Abordá-los com empatia e clareza (ver capítulo 2).

PARE e PENSE

(...) "A senhora é uma irresponsável; deixar a criança ter duas pneumonias em um mês!". Com uma escuta mínima, a médica ficaria sabendo da grande carga de preocupação e ansiedade da mãe em relação à doença da filha (asma). Ela – a mãe – havia alugado sua casa e com o dinheiro do aluguel estava morando noutra casa, agora do lado da sombra!

Contatos interpessoais desta natureza mobilizam intensa carga de sentimentos, especialmente quando consideramos uma criança enferma cuja relação com o profissional não é momentânea – caso daqueles encontros sistemáticos entre famílias e pediatras ou médicos de família. Esse conjunto de emoções mobilizados nas relações é chamado campo dinâmico da relação. Vários processos foram descritos como constituintes deste campo, dentre os quais os fenômenos de transferência e contratransferência, com forte influência na dinâmica das condutas de profissionais e nas atitudes dos seus pacientes – incluindo as crianças. Transferência é definida como um conjunto de reações e sentimentos mobilizados no paciente – não necessariamente pela pessoa real do profissional, mas pelas distorções perceptuais do paciente que determinam a maneira pela qual este vê o profissional. No cuidado com crianças, a transferência é parte do processo relacional entre o profissional e o cuidador – especialmente a mãe.

PARE e PENSE

Rita, 29 anos, é uma pessoa bem-sucedida na vida profissional. Há três meses ganhou seu primeiro filho, Júlio, que vem sendo acompanhado por Dra. Cíntia. Rita se vê nesses últimos meses como "desarrumada, cansada, pouco interessante"; como está afastada de seu trabalho para o cuidado de seu filho, acha-se deslocada, o que a torna rancorosa e ressentida, especialmente com seu esposo, a quem atribui pouco envolvimento com o cuidado de Júlio. O bebê está passando por períodos de constante choro, atribuído à cólica; Rita queixa-se de Dra. Cíntia, uma profissional na realidade afetuosa e atenciosa, porque avalia que a pediatra nunca está disponível quando é procurada para atender aos momentos de dor do pequeno, e que "provavelmente é mais atenciosa com outros pacientes menos chatos e trabalhosos que eu".

As expectativas geradas nas primeiras aproximações – e mesmo nos conceitos previamente formulados pela mãe acerca do profissional – intensificam as reações transferenciais, distorcendo a percepção da mãe/cuidador em relação ao médico. Em circunstâncias de doença da criança, em que as tensões e expectativas se aguçam, as reações transferenciais se tornam ainda mais evidentes, como se a mãe/cuidador depositasse no profissional o foco de suas inquietudes e tensões.

Do outro lado, a contratransferência é definida como o conjunto de reações emocionais mobilizadas no profissional, pelas distorções perceptuais que este possa ter de seu paciente – ou da mãe. Uma série de estereótipos e padrões preconcebidos da vida e da formação do profissional são mobilizados em direção à percepção acerca do paciente-criança ou da mãe.

PARE e PENSE

Dr. Ricardo atende Sueli e suas duas filhas, de 3 e 6 anos. Ricardo se queixa de que Sueli passa meses sem aparecer no consultório, e, quando liga para marcar uma consulta, isto acontece apenas em situação de "emergência", quando, segundo o médico, a mãe ameaça a atendente, o importuna no celular para antecipar seu horário de entrada no consultório e atendê-la. Apesar da aparente situação de urgência, as crianças sempre se apresentam com quadros clínicos relativamente simples, como resfriados ou afecções cutâneas sem maiores preocupações. Em um destes atendimentos, Ricardo decidiu solicitar uma bateria de exames de sangue e imagem para Flávia, a mais nova, que apresentava febre há dois dias sem outros achados.

Reações contratransferenciais muitas vezes apresentam-se como mecanismos de revide à suposta hostilidade do paciente ao profissional. Isto pode ocorrer tanto com pais quanto com crianças.

PARE e PENSE

Dr. Ricardo examina Gabriela, a outra filha de Rita. Apesar de ser mais velha, Ricardo acha a criança muito birrenta. Estimula a irmã

> mais nova a desarrumar os brinquedos do consultório, desafia a mãe e o profissional negando-se a ser examinada. Ricardo utiliza-se da força para conter a criança sobre a mesa de exame e, apesar do choro, não mede esforços para introduzir a espátula na boca para o exame da garganta.

Tais reações de transferência e contratransferência não se apresentam assim, isoladamente, mas se complementam de modo articulado, de forma que paciente e profissional se digladiam, muitas vezes inconscientemente, chegando a situações de ineficiência terapêutica e risco potencial para a relação e para a própria criança.

PARE e PENSE

> Dra. Fabiana é neonatologista há dez anos e acompanha o bebê de Débora, prematuro de 32 semanas de gravidez, na UTI neonatal. Débora questiona: "não sei o que farei se meu bebê morrer – acho que me mato também. A senhora acha que tudo o que pode ser feito está sendo feito?". Fabiana se sentiu muito mal com isto, especialmente porque neste momento o bebê sofreu um agravo nas suas condições clínicas, com o aprofundamento de um quadro de sepse neonatal. A dor intensa da mãe faz com que Fabiana se ache muito impotente e se pergunta se está conduzindo de forma correta o caso – o que a torna irritada e chateada. Pensa em passar o caso para uma colega mais experiente, mas pensar nisto a torna ainda mais chateada – pois se acha uma boa profissional! Ficar com o bebê nessas condições a faz sentir-se culpada.

A consulta com crianças doentes costuma estar "contaminada" por grande carga de ansiedade e preocupações da família, em especial, por parte da mãe da criança. Essa ansiedade pode assumir uma proporção capaz de comprometer a objetividade do relato da mãe e induzir o profissional a equívocos de grande monta. Uma situação dessa natureza exige um profissional capaz de mobilizar sua capacidade de empatia, o que equivale, neste contexto, a ter capacidade de entender e acolher a angústia por que passa a mãe (Zimmerman, 1999). Isso é muito importante, pois evita atitudes autoritárias, às vezes, grosseiras, com profunda desconsideração pelo sofrimento do outro. Tal desconsideração se manifesta na prática, negando autenticidade ao discurso materno – a mãe precisa ser compreendida em suas atitudes, para que se possa preservar a natureza afetiva do encontro, na dimensão assinalada por Macedo (1993).

Duas armadilhas devem ser evitadas, por suas conseqüências danosas à efetividade da consulta: a) subestimar ou menosprezar as preocupações da mãe; b) aceitar passivamente o relato, sem dar a devida importância às possibilidades de uma percepção e relato superestimado das queixas e, assim, solicitar mais exames ou tratamentos do que o necessário. Habilidades específicas de comunicação como reflexão de sentimentos, sumarização, podem fazer cessar o círculo de incompreensões originado pelo diálogo distorcido (ver capítulo 2).

Famílias e mães: rápida caracterização

Família: qual a configuração? Atualmente, existe uma multiplicidade de famílias e seus arranjos. Compreensão específica sobre mães. Quais as características primordiais da condição materna? Quais os mecanismos psíquicos básicos de uma mãe, as características básicas de sua vida emocional? O mesmo feixe de perguntas pode ser direcionado para a figura paterna e para a família. O destaque prioritário dado às mães deve-se ao fato de sua maior participação nos cuidados com as crianças, da condição sociocultural de sua valorização, de sua dinâmica psicoafetiva.

As repercussões para a qualidade global do atendimento, para a natureza do encontro interpessoal, para a decisão das mensagens que devem ser discutidas com a família, o grau de satisfação do profissional, da família, das crianças podem ser muito diferentes em cada contexto específico, na dependência das múltiplas habilidades que devem fazer parte do repertório do profissional de saúde, em especial, as habilidades de comunicação.

Senão, vejamos:

1. Criança de 3 meses de idade no colo da mãe de 30 anos, rodeada por irmãos e pelo pai.

2. Criança de 9 meses de idade com a mãe de 17 anos, solteira e com aparência triste.
3. Criança de 2 anos de idade, de aparência desnutrida.
4. Criança de 4 anos de idade, passeando com seu pai no *shopping*, em franca crise de birra.
5. Criança de 8 anos de idade, conflitos na família e problemas de comportamento na escola.
6. Adolescente de 15 anos de idade, bebidas alcoólicas e atividades sexuais.

Muitas crianças! Muitas famílias!

Múltiplos contextos! Muitas necessidades!

Múltiplas demandas e expectativas!

PARE e PENSE

- As possibilidades de adoecimento são as mesmas para todas as crianças retratadas?
- O contexto de vida, familiar e afetivo, para cada criança, possibilita pensar num mesmo padrão de necessidades e, na consulta, em um mesmo padrão de comunicação?
- Que estrutura deve ter a consulta com cada criança nos contextos apresentados? Como deve ser a comunicação com cada criança? E com cada mãe ou responsável?
- A consulta deve seguir o mesmo padrão de comunicação, independente dos contextos onde elas se realizam – berçário, consultório, pronto atendimento ou sala de emergência? Quais são as habilidades específicas que devem ser acionadas em cada contexto?

Diferentes idades cronológicas, diversificados problemas clínicos, variados ambientes de atendimento, distintas mães, muitas famílias, diferentes contextos socioculturais.

Diferentes instituições médicas!

Diferentes médicos!

Atenção integral à saúde da criança

Do ponto de vista médico, as múltiplas necessidades de atenção que as crianças apresentam ao longo de suas vidas, podem ser contempladas com acompanhamento sistemático ao longo do tempo. Assim, crianças só podem ser adequadamente cuidadas em perspectiva, mirando suas necessidades de hoje, articuladas com sua história pregressa e com as perspectivas do futuro avizinhado.

Um programa longitudinal de acompanhamento é a maneira mais adequada de corresponder às necessidades evolutivas das crianças, aquelas que vão surgindo à medida que uma criança de meses alcança 2 anos, por exemplo.

Assim, pode-se, na primeira consulta, fazer uma abordagem geral da criança e seu contexto familiar, e nas consultas de seguimento, aspectos específicos dos problemas que vão surgindo, informados pela compreensão de quem é a criança sob cuidado, sua família e contexto.

O cuidado integral à saúde de uma criança envolve um conjunto amplo de ações de promoção, prevenção e tratamento que só podem ser realizados de modo satisfatório com acompanhamento programado de vistas às unidades de saúde ou consultórios, quer privados quer públicos.

Além da estrutura clássica da consulta médica (recepção, coleta de dados, exame físico, hipóteses, decisões), o atendimento clínico de crianças envolve, na maioria das vezes, destinar atenção às perspectivas maternas e da família, tarefas educacionais, atividades de promoção da saúde, proteção específica, condutas antecipatórias, aconselhamentos. Todos esses aspectos evidenciam a amplitude e responsabilidade do atendimento de crianças.

Assim, uma criança de 3 anos de idade que vem à consulta por problemas na pele (ex. piodermite) apresenta necessidades próprias da idade (estudo de sua personalidade, comportamento e evolução na escola, acuidade auditiva, visual, higiene oral, acidentes) além de ter seu problema "biológico" resolvido.

A atenção integral inclui ações e práticas de assistência que respondam às necessidades globais exigidas pelo desenvolvimento da criança: alimentação, estado nutricional, desenvolvimento (crescimento somático e desenvolvimento socioafetivo), estado vacinal, estado sensorial (acuidade visual e auditiva), saúde oral, situações de risco para acidentes, relações afetivas, atividades escolares, qualidade do cuidador.

De um ponto de vista estritamente médico, a essência do atendimento de crianças consiste no acompanhamento longitudinal de seu desenvolvimento em cada contexto de vida sociofamiliar, pois a cada momento surgem conquistas, exigências, demandas, antecipações, orientações específicas (acidentes, saúde oral, comportamento, brincadeiras, proteção, interação, socialização, individuação, sexualidade).

Às vezes, um problema agudo pode ser adequadamente abordado com uma intervenção específica, de natureza contingencial. Atendimentos em serviços de pronto atendimento ou emergência, onde a natureza do problema clínico exige, na maioria das vezes, uma ação diagnóstica e terapêutica mais imediata, direcionada ao desconforto do momento, são os melhores exemplos. Uma criança com otalgia precisa ter sua dor aliviada sem demora; outra, com celulite periorbital ou abdome agudo precisa de uma resolução mais definida, mesmo que problemas subjacentes tenham ou estejam contribuindo com tais quadros.

O médico e suas características na comunicação com crianças e suas famílias

Adquirir competências para atender crianças em toda sua inteireza é desafio de longo alcance, que só com esforço e dedicação se poderá vislumbrar. Ao aluno ou residente, no início de sua formação clínica em Medicina de Crianças, não é razoável exigir que sejam capazes de oferecer respostas adequadas para demandas tão complexas e multifacetadas. Tais habilidades só são passíveis de ao longo do tempo e do processo individual de amadurecimento. O interesse e a dedicação por parte do profissional, aliados à disponibilidade de estrutura de ensino adequada, são os elementos facilitadores da formação de um clínico experiente e habilitado para cuidar de crianças.

Vamos exemplificar, a partir da reflexão acerca dos diferentes conhecimentos e habilidades, para atender uma criança de 4 meses e outra de 4 anos de idade. Que diálogo é possível? Quais as características desse diálogo? Que questões preventivas e que questões psicossociais devem ser abordadas? Que habilidades são necessárias para realizar o exame físico? Como interpretar as demandas dos familiares, procedentes das mais diversas configurações (renda, escolaridade, rede de apoio familiar, ambiente da comunidade)?

Como valorizar, em especial, a perspectiva materna em cada cenário? E a autonomia de cada uma dessas crianças, como se manifesta na consulta? Todos esses aspectos embelezam o desafio de atender, integralmente, cada criança e suas circunstâncias de vida singular, inscritas numa dinâmica familiar e comunitária próprias.

Médicos enfrentam hoje um dilema considerável: há uma pressão para se tornarem "agentes duplos" agindo como atores sociais e não somente advogar por seus pacientes (Angell, 1993). Esta assumpção aponta que os médicos devem atuar de forma "incansável" por seus pacientes, e ao mesmo tempo trabalhar pela reforma do sistema de saúde, para garantir o acesso universal e a qualidade da assistência. A este dilema se associa a reflexão sobre que valores devem povoar as relações entre médicos e seus pacientes, em tempos de sistemas de saúde públicos, planos privados de saúde e práticas liberais, coexistindo de forma inconsistente e, na maioria das vezes, iníqua. Valores como altruísmo, verdade, virtude e confiança se contrapõem, na arena das práticas médicas, a elementos como custo, limitações infraestruturais e gestão da clínica. Preocupações acerca da crescente influência destes condicionantes na relação profissional-paciente, são expressas sugerindo inevitável que esta passe por considerável mudança.

Médicos que atendem crianças possuem, de formação e de prática, um conjunto de características permanentemente influenciáveis por condicionantes, que modelam o exercício profissional:

a) restrição das liberdades de decisão e autonomia do profissional médico;

b) o enorme desenvolvimento da medicina – e da pediatria – especialmente nos últimos anos, com uma habilidade crescente para curar e não somente cuidar;

c) as forças sociais que movem a medicina de uma prática elitista para uma democratização do acesso, como visto em sociedades européias e mais recentemente com a consolidação do Sistema Único de Saúde brasileiro;

d) a constatação de que os recursos sociais para a saúde são limitados, resultando na necessidade de redução dos gastos com os cuidados em saúde, com o subseqüente rompimento do contrato social, implicado a irrestrita intervenção médica em direção à manutenção da saúde e ao combate às doenças.

A visão tradicional do médico de crianças é fortemente influenciada pela descrição de Platão[4], como aquele que, colhendo informações e processando-as, examina o paciente infantil e traduz os achados em uma doença e conseqüentemente em um tratamento. Essa relação essencialmente benigna, paternalista e socialmente aceita sobrevive através dos séculos com poucas modificações. Szasz et al. reconhecem três níveis de interação médicos e seus pacientes/familiares. O primeiro, paternalista, quando o médico toma todas as decisões, reproduzindo na relação o processo de educação que o próprio pai/mãe tem com seu filho. O segundo nível, ainda paternalista, mas buscando a cooperação do paciente/família, da mesma forma que um pai/mãe com um adolescente. E o terceiro, envolvendo o respeito pela pessoa da criança e de seus familiares, quando o médico ajuda os pais e criança a ajudarem-se a si mesmos.

Há uma compreensão vigente que os três níveis concorrem simultaneamente, ora predominando um ou outro nível, em cada relação que se estabelece entre um médico de crianças e seus pacientes/familiares. Pais mais ansiosos ou situações mais graves requerem provavelmente pediatras mais diretivos, enquanto que situações mais longitudinais de acompanhamento da saúde integral da criança e pais mais abertos exigem mais abertas e envolventes do médico.

Isto requer considerável maleabilidade da forma como o profissional atua diante de seus pacientes – o que por sua vez requer apurado diagnóstico do perfil da situação, da criança e de sua família. Os recursos de comunicação de que o profissional abre mão são intimamente relacionados a esse diagnóstico.

O que sente um médico diante de uma criança?

Um dos sentimentos mais presentes na relação de um médico que atende crianças com seus clientes é a onipotência. O desejo pelo poder absoluto é inato à existência humana e provavelmente é fruto da constante necessidade

---

[4] Citado por Siegler M. Searching for moral certainty to medicine: a proposal for a new model of the doctor-patient encounter. Bull N Y Acad Med. 1981; 57: 56-69.

de vencer a impotência diante dos desafios da natureza, das intempéries da vida. Desde a infância, os homens se defrontam com os sentimentos de onipotência/impotência e triunfo/fracasso, modelando seu grau de idealização, auto-exigência e perfeccionismo, na maneira benevolente como tratam os outros e a si próprios (Maldonado, 2001). O atendimento a crianças é uma oportunidade peculiar para o exercício de onipotência – especialmente em situações de agravo à saúde. Pais ansiosos desconhecem os motivos e as conseqüências das condições que adoecem seus filhos, e tal situação mágica encontra no profissional médico um tradutor oficial e juramentado, que tem a chave mágica da solução do problema de seu filho. As dificuldades ocorrem quando o profissional tenta assumir o tal papel de "mago da chave", de atuar como uma pessoa, com possibilidades, capacidades, mas também limitações e falhas.

Aqui, vale a pena assinalar os aspectos mais propriamente individuais, psicológicos, de cada médico. As características gerais de sua personalidade, as motivações para fazer Medicina, o entusiasmo com que põe em movimento sua atuação profissional, as expectativas que conservam para a profissão. Tudo "conspira", com um jogo intersubjetivo sempre presente nos encontros interpessoais que se conformam na relação médico-paciente.

Além das habilidades específicas de qualquer abordagem metodológica na aproximação com os pacientes, não se pode de maneira alguma prescindir de uma carga significativa de INTUIÇÃO, CRIATIVIDADE, IMPROVISAÇÃO no encontro com as crianças e suas mães. Aqui, a SENSIBILIDADE do médico expressa-se (ou desabrocha-se) em sua plenitude. Mesclar empatia e responsabilidade são atributos para uma prática clínica coerente com as dimensões humanas, suas vicissitudes e sofrimentos.

A CONSULTA MÉDICA COM CRIANÇAS

A abrangência da consulta pediátrica

A multiplicidade de circunstâncias e cenários onde acontecem os encontros entre o médico, as crianças e suas mães não podem ser contempladas aqui. Inúmeras são as situações e circunstâncias, nas quais, freqüentemente, um clínico atende crianças.

PARE e PENSE

a) Crianças de idades cronológicas diferentes (recém-nascido, lactente, pré-escolar, escolar).
b) Crianças com variados problemas clínicos (agudos ou crônicos, casos leves ou graves).
c) Crianças em muitos momentos ou etapas de desenvolvimento (dependência completa de adultos, fase de estranhamento, crises de birra, linguagem verbal fluente).
d) Crianças em distintos ambientes clínicos (em domicílio, alojamento conjunto, berçário, ambulatório/consultório, pronto atendimento, emergência, enfermaria, UTI).
e) Crianças de desemelhantes contextos sociofamiliares (criança adotada, filho de pais separados, criança órfã, convivendo com estresse familiar do tipo alcoolismo, doença mental).
f) Crianças de diversos contextos ambientais e necessidades nutricionais, de proteção e necessidades afetivas específicas.
g) Crianças portadoras de defeitos congênitos, doenças genéticas.

Esses exemplos ilustram a complexidade da atenção à saúde das crianças, as engenhosas habilidades de comunicação necessárias para lidar com as peculiaridades de cada uma dessas situações.

Em cada circunstância real, a consulta representa a oportunidade de estabelecer uma relação de mútuo conhecimento. O médico passa a conhecer características de sua clientela – a criança e sua família – e tem a oportunidade de programar a atenção integral da criança no contexto específico da família e seu contexto e o caminho mais efetivo para que isso aconteça é a interação.

HABILIDADES DE COMUNICAÇÃO NA CONSULTA

Fase 1: Reflexões preparatórias para o encontro

Trata-se de aspectos que preparam e condicionam as habilidades de comunicação que devem ser postas em prática durante a consulta e, também, de aspectos que devem ser levados em consideração já nos primeiros minutos da consulta, como comentado anteriormente:

114 PRIMEIRA PARTE

a) Em que ambiente e circunstância se realizará a consulta – atendimento em alojamento conjunto, no ambulatório, em UTI, consulta de puericultura, de emergência ou pronto atendimento?
b) Trata-se do primeiro contato ou o profissional é o médico da família ou o médico da criança?
c) Que idade tem a criança? É possível comunicação verbal inteligível com ela?
d) Qual o grau de gravidade do problema que a criança apresenta? Doença aguda ou de longa duração?
e) Como captar nos primeiros instantes da consulta, as expectativas da mãe, a agenda de preocupações maternas?
f) Quais as características da família que podem estar relacionadas com a natureza do problema e as implicações decorrentes para o tratamento e para o prognóstico?

São circunstâncias que exigem diferentes abordagens e específicas habilidades de comunicação. Aqui, vamos tratar das habilidades de comunicação necessárias ao profissional em uma situação mais ou menos convencional, sem ingredientes definidos pelo sabor das múltiplas circunstâncias da assistência pediátrica.

PARE e PENSE

Vamos exemplificar, tomando como base as diferentes habilidades e atitudes para atender uma criança de 4 meses e outra de 4 anos de idade, ambas acompanhadas por suas respectivas mães.

Como estabelecer o primeiro contato com a mãe e com a criança?

Qual a natureza e amplitude desses contatos? Dirigir-se à mãe e à criança? Como?

Que habilidades de comunicação verbal e não-verbal devem ser acionadas com cada uma dessas crianças, já no primeiro instante da consulta?

Que habilidades são necessárias para realizar o exame clínico?

Quais as expectativas da criança? Obter uma visão geral do humor da criança (temerosa, brincalhona, disponível?)

Que questões de promoção de saúde, de prevenção de doenças ou questões psicossociais devem ser abordadas?

> Como avaliar as necessidades familiares em função de situações mais ou menos definidas: renda, escolaridade da mãe, rede de apoio familiar, ambiente comunitário?
>
> Como compreender, em especial, as demandas e expectativas das mães em cada encontro?
>
> Como estimular e lidar com a autonomia de cada uma dessas crianças no ambiente da consulta?
>
> Como se apresenta em cada consulta a individualidade e a autonomia dessas crianças?
>
> Como favorecer, durante os diferentes momentos da consulta, a autonomia e o aprendizado de cada criança?

Todos esses aspectos desafiam a motivação e o entusiasmo necessários para atender, integralmente, cada criança e suas circunstâncias de vida singular, com uma dinâmica familiar e comunitária próprias.

Fase 2: A consulta começou!

Recepção e acolhimento

Primeiros movimentos. Primeiros gestos. Primeiras palavras. Palavras de aproximação.

O profissional precisa reconhecer a necessidade de se dirigir à mãe (ou acompanhantes) e à criança. Isto significa reconhecer e valorizar a situação concreta de que a consulta pediátrica envolve diversas pessoas, no mínimo, três (o médico, a criança e a mãe), e que a atenção deve ser voltada para as necessidades de comunicação com todos.

Primeiros olhares. Primeiros movimentos. Primeiras palavras. Cumprimentos.

Exercitar a potência da comunicação não verbal – o olhar e a gestualidade facial – contemplados em curto período. Aqui, destaca-se um aspecto fundamental da consulta: a habilidade em receber! Acolher. Atenção cuidadosa voltada aos primeiros relatos da mãe e ao estabelecimento de um relacionamento amistoso e gentil com a criança. Adequar esse contato às expectativas da criança, em particular ao humor da criança – temerosa, brincalhona disponível?.

Essa etapa da consulta – a recepção – pode determinar o sucesso de todo o processo de comunicação que apenas inicia. A primeira dimensão dessa recepção foi denominada, por Macedo (1993), de AFETIVA; dimensão que diz respeito à "atitude do médico de fraternidade aberta, para apoiar, essa disponibilidade para confortar, uma solidariedade para compartilhar, uma paciência para ouvir. Pois, se por qualquer motivo, o médico se distancia afetivamente do paciente, indiferente às suas queixas e alheio ao seu sofrimento, neutro em relações às apreensões do mesmo, então já se deteriora o ato médico". Detalhes acerca de habilidades específicas de escuta estão descritos no capítulo 2.

Habilidade em receber implica reconhecer e valorizar a perspectiva do paciente (a família e sua criança), o estado emocional, o desejo narrativo, a abertura para compreender seus modelos explicativos, medos, pensamentos, expectativas. Valorizar a agenda trazida pela família, a experiência da enfermidade sob a óptica da família, dos pais, da mãe, da criança.

Nesta etapa, deve-se iniciar a identificação da vitalidade geral da criança e sua família (sua mãe, em especial), o "clima emocional" dos acompanhantes e da criança, o relacionamento da mãe com a criança, o grau de discernimento da mãe, nível de ansiedade, de expectativas. Às vezes, as primeiras queixas podem não corresponder ao real motivo da consulta, podem estar muito contaminadas de angústias, desconfiança, incredulidade e tantas outras percepções familiares. Isto exige uma percepção fina por parte do médico para, ao tentar compreender a natureza distorcida do relato materno, ajudar a mãe perceber e ter uma visão mais real, objetiva e abrangente do problema.

Acolher tais referenciais não implica, necessariamente, perder a dimensão objetiva da consulta. Com essa estratégia de recepção, em curto tempo, a mãe sente-se segura com o ambiente da consulta, e o profissional pode fazer os direcionamentos convenientes ao esclarecimento do problema clínico.

Essa dimensão afetiva (ver Estrutura da Consulta, capítulo 1) negligenciada pode anular, de maneira definitiva, qualquer esforço de desenvolver a consulta em ambiente de empatia e solidariedade e comprometer a qualidade da interação e dos momentos seguintes da consulta – coleta de informações, exame físico e decisões – no dizer de Macedo (1993), momentos cognoscente e operatório.

> *"Cada palavra dita por um médico ao seu paciente é um veredicto. Assim como o escritor, ele deve avaliar cada palavra e saber usá-la com extremo rigor".*
>
> **Moacyr Scliar, médico sanitarista e escritor**

PARE e PENSE

"– A doutora "destruiu" ele, colocou ele lá prá "baixo", eu fiquei arrasada", disse a mãe de Tiago, de três anos de idade, antes de perguntar ao Dr. Pedro se ele achava que Tiago estava realmente pálido. A mãe de Tiago havia sido atendida em pronto atendimento e, logo na recepção, antes mesmo de qualquer palavra de acolhimento, a doutora declarou: "esse menino está muito pálido...". Dr. Pedro conteve o impulso de responder à pergunta peremptória da mãe e dedicou-se a esperar e ouvir a "segunda" parte do relato – ele tinha certeza que havia algo...

Dona Matilde acaba de conseguir um emprego depois de quatro anos desempregada; manifesta forte ansiedade diante da opção de separar-se de sua filha de dois meses de idade que ainda está mamando. Comenta com Dr. Félix em tom de reclamação: "essa menina, só quer viver agarrada em meu peito; não tenho tempo para nada".

Dona Fabíola, preocupada com um caso de câncer na família que os sintomas atuais de seu filho são muito parecidos com o de um parente acometido pelo *mal maior*. Assim, relata que está percebendo uma palidez muito grande em seu filho, Lucas de 4 anos de idade, bem como falta de apetite. Com as habilidades de Dr. Paulo, ao final da consulta, ela fica convencida da tonalidade mais angustiada com que estava valorizando os sintomas do filho.

Na consulta da criança é importante criar condições estruturais e funcionais para que se possa estabelecer uma relação médico-paciente personalizada, onde seja possível realizar a atividade clínica em um ambiente onde a criança se ache à vontade.

Brincar é a atividade mais importante da vida de uma criança. Dessa forma, os pequenos pacientes muitas vezes se sentem mais à vontade de expressar suas preocupações sobre a sua doença e tratamento por meio da brincadeira. Na prática, os pais devem ser incentivados a trazer para a consulta um brinquedo favorito ou outro objeto que irá facilitar a comunicação com a criança. Se, entretanto, a criança não trouxer um brinquedo, alguns poderão estar disponíveis no próprio consultório. Os brinquedos ajudam a estabelecer uma relação de confiança com a criança e podem também ser usados para explicar os procedimentos médicos e obter importantes informações da compreensão da criança.

Mostre como você pode abrir a boca bem grande como esse jacaré.

Vamos examinar a sua boneca para ver se ela também está doente.

Estabelecimento da relação com a criança e sua família

Sensibilidade e compreensão de aspectos do desenvolvimento de crianças, dinâmica do "funcionamento" de mães e de família, são fatores que contribuem para definir a estratégia global de abordagem da criança durante a consulta. Às vezes, a consulta assume ares de um verdadeiro ritual de aproximação com a mãe e com a criança. Tudo isso, em nome do estabelecimento de um relacionamento interpessoal, de uma relação, interação. Algum arbítrio na estrutura clássica da consulta, pode ser necessário em função da idade da criança, de tratar-se de doença aguda ou crônica, do grau de gravidade, do contexto do serviço de saúde (unidade básica de saúde, consulta na emergência ou com a criança hospitalizada).

Apesar de ser a criança o paciente a ser consultado, a menor fração do tempo lhe é destinada. Com a mãe ou responsável, o médico estabelece a maior parte da conversação em estratégias específicas de comunicação dirigidas à criança e a consulta pode não alcançar seus objetivos. A recusa ao entrar no consultório, ao ser examinada, a participar com indagações coerentes com sua faixa de idade e seu desenvolvimento, pode comprometer o clima de confiança e tranqüilidade necessários ao bom fluxo da consulta.

Táticas que ajudam na aproximação com crianças:

- Deve-se "cumprimentar" a criança utilizando-se de estratégias coerentes com o cenário global da consulta: idade da criança, natureza da consulta (1ª vez ou acompanhamento) ou do problema clínico (gravidade).

- Um sorriso, uma saudação gestual, um comentário elogioso, um aperto de mão, um comentário qualquer de acolhida. A idéia é propiciar uma experiência de bom acolhimento já no primeiro instante da consulta.
- Pode-se indicar o lugar para onde a criança deve se dirigir, onde possa brincar ou ficar à vontade – uma mesa com cadeirinhas, brinquedos, livros, desenhos, pinturas. Primeiro contato acolhedor tem potencial para desfazer cargas de ansiedade e as atuais. Promove sensação de alívio da tensão prévia. Relaxamento de ansiedade.
- Empreender uma comunicação direta com a criança desde o momento do primeiro contato visual, bem antes, portanto, de tocá-la ou examiná-la.
- Algumas dessas táticas podem ser de muito sucesso em todas as faixas de idade, mas crianças na fase de estranhamento e birra e, para as que estão mais adoentadas são fundamentais. Maior sucesso desta abordagem é alcançado com crianças maiores de 2-3 anos.
- Pode-se perguntar por assuntos relevantes que guardem coerência com a idade ou com o desenvolvimento atual da criança e com contexto de vida da criança.
- (...) nome dos amiguinhos, da professora, do que gosta de comer, sobre a escova de dentes.

A sensibilidade do médico (e as habilidades de comunicação obtidas por intermédio de treinamento específico) induz a que ele saiba definir qual tática utilizar para se "aproximar" das crianças, uma vez que acolher a família ou a mãe segue as recomendações gerais da aproximação com adultos. A Medicina Pediátrica acrescenta ainda uma característica – a especial atenção que deve ser dirigida às particularidades das reações emocionais de mães com filhos doentes, vale dizer, a carga de ansiedade e significados envolvidos em cada adoecimento, incluindo a doença vista como fracasso!

Fase 3: Coleta de informações: o lugar da criança, a perspectiva dos pais, em especial, da mãe

Se a atenção do médico precisa ser voltada para o relato e preocupação dos pais, também deve-se enfatizar a importância da participação da criança

120 PRIMEIRA PARTE

na consulta e na coleta de informações. Os pais devem ser encorajados para permitir que seus filhos possam expressar o que sentem, apresentar suas interpretações, desejos e receios. A estrutura da consulta por ter questionamentos que investigam condições do passado, por articular nexos com o presente, algumas perguntas só podem ser respondidas por adultos, neste caso destina-se um lugar secundário à criança, considerando-a como interlocutor dispensável. Por muito tempo, as crianças foram tratadas como "menores", os pais falavam por elas. Intérpretes e tutores absolutos. A participação delas é limitada. Isto não deve significar que a criança seja tratada como um ser alienado, sem voz, sem desejo, sem expectativas ou sentimentos. Em suma, como um ser menor, inerte, destituído da vitalidade própria dos humanos.

As crianças podem fornecer orientações sobre sua condição e deveriam ser envolvidas nas decisões sobre seu próprio cuidado com a saúde. Deveriam ter papel ativo na consulta. Isto constitui um momento de aprendizado para a vida. A criança precisa sentir-se valorizada, reconhecida em sua condição humana. Muitas crianças são capazes de fornecer informações relevantes e compreender as orientações durante uma consulta médica. Tem sido demonstrado que jovens pacientes ficam menos ansiosos quando é explicado clara e honestamente o que irá acontecer com eles durante as várias fases da consulta.

É erro comum o comportamento pouco sistemático de inclusão da criança na consulta. São poucos os movimentos destinados especificamente à criança. Comunicação verbal e não verbal ausente ou escassa. Não se "fala" com a criança durante a consulta ou se fala muito pouco. Desconsidera-se a criança como **pessoa**, possuidora de personalidade e de todos os atributos da condição humana. Momento seguinte, pede-se a concordância da criança para os procedimentos do exame físico! "Deite na cama". "Abra a garganta". "Respire fundo". Que se submeta às restrições de toda natureza e à prescrição medicamentosa. Coopere! Acrescente-se a essa participação limitada a exclusão de informações e discussão sobre eventuais limitações do diagnóstico e do tratamento.

Com a exclusão, as crianças perdem a oportunidade de experimentar o ritual, potencialmente acolhedor, de uma consulta. Não nos esqueçamos, de que é a partir desse ritual, desse exemplo concreto, que a criança pode ir se familiarizando com a natureza do diálogo com médicos. Tudo isso constitui exemplo para os familiares, para os pais, de respeito, consideração pela criança, pelos seus sentimentos – um modo coerente, sensível e solidário de acolher um ser humano em situação desconfortável. Um aspecto não desprezível diz respeito à perda de oportunidade na perspectiva da criança, para ir desenvolvendo, gradualmente, um senso de responsabilidade para com o cuidado da própria saúde. Esse aspecto oferece possibilidades reais para a criança – e para a família – de ir adquirindo competências para o autocuidado nas interlocuções com os médicos.

Mensagens apoiadas na dimensão simbólica do encontro, com a autoridade proporcionada pelo saber, ditas com consideração, com empatia, podem repercutir favoravelmente no comportamento da criança. Mensagens sobre uso de chupeta, escovação dental, alimentação saudável, necessidade de tomar os medicamentos nos horários certos, cuidados no andar de bicicletas, dentre outras, podem ser mais facilmente incorporadas pela criança e pela família.

Exemplos de algumas perguntas que podem facilitar o início da aproximação com a criança. Perguntas que guardam coerência com o contexto de vida da criança, sua idade, classe social, etc. (...) "cadê o papai?"; "qual o nome do papai", "o nome da mamãe", "do irmãozinho". "Se escova dentes, faz acenos de *tchau*, bate palmas" e coisas assemelhadas. Perguntar por amigos na escola, qual o esporte que pratica. Tais iniciativas produzem satisfação e prazer nos pais, que primam por afirmar e reafirmar as conquistas, aptidões e novas habilidades de seus filhos. A partir daí, perguntas sobre aspectos dos sintomas valorizam a criança e dão uma idéia clara de que seus sentimentos, pensamentos e incômodos estão sendo considerados e respeitados.

Um aspecto, não muito considerado, diz respeito às "invasões" do exame físico, em particular nas situações em que há recusa por parte da criança. As dificuldades para obter consentimento ético para os procedimentos do exame físico podem comprometer a essencialidade da relação médico-paciente, com manobras originárias da superioridade do médico em sua condição de adulto. Nesse caso, e em apenas um movimento, compromete-se a qualidade da interação, da comunicação e a qualidade mesma da consulta.

A qualidade da interação do pediatra com os pais e a criança tem implicações importantes para o sucesso da prática de atender crianças, desde a coleta de informações até a adesão ao tratamento. Neste sentido, a participação ativa da criança auferiu ganhando destaque nos últimos anos. Algumas pesquisas que os médicos parecem estar orientados para facilitar a participação da criança, enquanto os pais parecem advogar um papel passivo para ela. Em face desses indicativos, é recomendável que os médicos expliquem, antecipadamente, à criança e aos pais que a participação da criança é importante e desejável. Finalmente, o médico deve saber dos pais o potencial de participação da criança. Somente criando um ambiente de cooperação entre pediatra e os pais, a criança poderá ter sua participação ampliada nesses encontros.

Fase 4: Habilidades de comunicação na fase de realização do exame físico

Uma abordagem inicial de como se deve compreender as possibilidades de comunicação com as crianças é levar em consideração as características gerais que elas apresentam em função da faixa de idade:

a) Crianças pequenas, menores de 1 ano de idade (em torno de 10 a 12 meses) costumam ser de abordagem fácil e simples.

b) Crianças de idade compreendida entre 10 e 12 meses e 2 e 3 anos costumam demonstrar receios de estranhamentos e crises de birra.

c) Com crianças maiores de 2 a 3 anos de idade, a comunicação flui de maneira tranqüila.

CRIANÇAS PEQUENAS (antes de 10 e 12 meses de idade)

Nos primeiros anos de vida, a comunicação verbal com as crianças é limitada. As possibilidades de comunicação são enormes, em particular, através de linguagem não-verbal, tendo o olhar como estratégia básica de aproximação. Cuidados para acertar a distância adequada de aproximação para não parecer ameaçador, porém, próximo o suficiente para estabelecer contato visual e sonoro, costumam produzir bons momentos de interação. Expressões gentis, calmas, movimentos suaves, fazem parte desse repertório de comunicação.

(...) Desde o nascimento, todas as crianças sentem necessidade de serem tocadas, abraçadas, acariciadas, de que as pessoas falem com elas, de ver rostos e expressões familiares, de ouvir vozes familiares, e de perceber que as pessoas respondem a elas. As crianças também precisam de coisas novas e interessantes para olhar, ouvir, prestar atenção, segurar e brincar. Este é o início do aprendizado. Vozes humanas são a coisa mais importante para um bebê ouvir. Rostos humanos são a coisa mais importante para um bebê olhar.

Medidas Vitais (199)

A criatividade e a improvisação com sensibilidade podem trazer bons momentos para uma consulta com crianças; tanto mais valorosas quanto mais a tensão emocional estiver presente na consulta. Assim, no contato com um recém-nascido ou com uma criança com poucos meses de vida, procurar contato face a face, falar-lhes ao ouvido, acariciá-la, são linguagens comunicacionais que podem acalmá-la, fazê-la sorrir, fixar o olhar na direção do médico.

(...) Os pais de Bruna, um bebê saudável de 15 dias, que chega ao consultório chorando muito, perguntam o que há de errado com a filha. Dr. Milton ouve atentamente o relato dos pais, estuda com delicadeza as características da família e examina Bruna, com total desprendimento, paciência e delicadeza. Dr. Milton com sua voz suave, manobras cuidadosas e gentis, consegue acalentar e aquietar Bruna. Os pais ficam surpresos com a rapidez do consolo da filha. Dr. Milton certifica-se de que nada há de errado com Bruna e com a família conceitos básicos de maternagem.

A criança pequena dispõe de outras vias de comunicação; o médico atento e habilitado para captá-la poderá interpretar as necessidades expressas por outras vias de comunicação de que dispõe a criança pequena. Recém-nascidos comunicam seu estado de disponibilidade de seus estados da consciência e comportamentos de aproximação e retraimento (Brazelton, 1992). Aprender a interagir adequadamente com cada criança de idades, graus de gravidade clínica, experiências anteriores e expectativas atuais é um dos principias objetivos do continuado aprendizado de um médico que está se dedicando ao atendimento de crianças.

A CRIANÇA COM IDADE COMPREENDIDA ENTRE 10 A 12 MESES E 2 A 3 ANOS

Nessa idade, freqüentemente, a criança recusa entrar no consultório. Algumas, de memória brilhante, identificam qualquer referência que leve ao caminho do consultório. Assim, referências próximas ao consultório desencadeiam choro e movimentos de grande ansiedade – ao se aproximar de uma praça próxima, subir elevador.

A criança, tomada de grande carga de ansiedade, pode recusar ou sentir-se temerosa ao se aproximar de alguém que não lhe seja familiar. Acrescente-se a isso a ansiedade/ameaça própria da situação atual – a doença – e as circunstâncias envolvidas (experiência prévia, gravidade e ambiente), bem como a maneira como os pais encaram e procuram contornar tal situação ansiogênica.

Logo na recepção, o médico deve averiguar as experiências prévias que a criança e a família já tiveram ao lidar com doença, médicos, hospitais, uma vez que elas têm poder explosivo para contaminar o encontro atual. As expectativas e o humor da criança (temerosa, brincalhona, disponível?) devem ser imediatamente percebidas; é fundamental para adequar a natureza dos contatos que o médico deve propor para a criança. Assim, com crianças envoltas em clima de ansiedade e de temor, melhor iniciar contato com a criança no colo da mãe e, mais tarde, decidir quais procedimentos de exame físico podem ser realizados, nessa situação ao menos; qual a melhor maneira de começar o exame?

Algumas crianças rapidamente se "enturmam"! Outras demoram mais tempo para qualquer adaptação. Averiguar se a criança sente-se confortável no ambiente do consultório. Expressões faciais, verbais e deambulação no consultório, proximidade ou distância da mãe são dados que nos indicam se o ambiente está sendo percebido como seguro ou ameaçador. De qualquer forma, a criança precisa sentir-se compreendida e respeitada em sua individualidade.

É comum as mães falarem do profundo carinho que as crianças têm pelo seu pediatra. Pediatras com boas habilidades de comunicação testemunham cotidianamente tal afeição.

CRIANÇAS MAIORES DE 2 E 3 ANOS DE IDADE

Nesta idade, as crianças costumam estar mais disponíveis para o diálogo. Crianças maiores de 2 e 3 anos, em geral, são mais fáceis de abordar com comunicação direta, pequenas brincadeiras, pequenas "seduções" (perguntas sobre grupo de amiguinhos na pré-escola, preferências musicais, alimentares, programas televisivos). É de se esperar que a criança tenha maior consciência do que motivou a consulta. Nessa idade, a criança é capaz de estabelecer um diálogo verbal, quando adequadamente estimulada. É fundamental que se reconheça que a criança tem a liberdade e o direito de falar, de ser ouvida em suas preocupações e temores.

A criança precisa ter a oportunidade de falar de seus sentimentos, de suas dúvidas, de fazer perguntas acerca de quaisquer dos aspectos da consulta e de seus incômodos ou doença. Tudo isto propiciará que a criança possa aprender coisas novas a partir da experiência obtida com a doença atual e com os relacionamentos decorrentes desse seu estado. As explicações às perguntas das crianças devem ser dadas de maneira inteligível para a criança e na presença dos pais. Deve-se sempre verificar o que a criança compreendeu e ajustar com novas explicações, se necessário.

Em qualquer das idades mencionadas, o médico nunca deve menosprezar os fatores que podem modificar essa primeira aproximação. Uma multiplicidade de variáveis pode afetar a disponibilidade da criança e da mãe para uma relação mais tranqüila. A ansiedade habitual, própria do jogo das emoções envolvidas, precisa ter um fluxo de melhor qualidade.

Aqui, tem-se outro momento de contato direto do médico com a criança. Esse momento é o resultado de toda uma preparação de um médico sensível e atento às necessidades e particularidades da criança que está sendo atendida. No dizer de Marcondes e Krinsky (1974): "é no exame da criança, isto é, na capacidade de conquistar sua simpatia e confiança que o Pediatra dá a medida de sua vocação". O momento do exame físico é de valor incomensurável para a percepção, por parte do paciente, de que o médico está, de modo autêntico, interessado na pessoa que está a sua frente.

(...) "o doutor nem examinou ela".

(...) "o doutor a examinou de maneira tão rápida que..."

A percepção do paciente (ou dos acompanhantes e responsáveis) é de que a consulta – mais acertadamente, o comportamento do médico – foi de descompromisso, menosprezo, desatenção para com seus problemas, seu sofrimento, sua vida.

Quando os pais levam uma criança sadia à consulta, é de bom alvitre examiná-la integralmente; deter-se na queixa ou motivo imediato e aparente da consulta pode ser um equívoco, pode ser claramente insuficiente para responder às necessidades globais de uma criança.

Adquirir um método objetivo para examinar integralmente qualquer criança que chegue ao consultório, possibilita ampliar a eficácia da Medicina Pediátrica e acolher expectativas das mães não clarificadas no início da consulta. Uma criança de 4 anos de idade, com queixa de feridas na perna esquerda, ao ser examinada integralmente, pode-se avaliar sua acuidade auditiva, a saúde bucal etc.

O exame físico deve ser feito na presença da mãe ou de pessoas próximas da criança. Em algumas situações, é mais adequado e eficiente examinar a criança no colo da mãe, do pai ou do acompanhante.

Crianças pequenas ou temerosas podem ser examinadas no colo da mãe. Não se deve separar, desnecessariamente, a criança de sua mãe ou familiares. Deve-se manter uma proximidade com a criança que não seja percebida como ameaçadora. Pode ser conveniente ser mais flexível na técnica e seqüência "obrigatória" do exame físico. Noutras, é desejável prolongar essa fase, o mesmo fazendo com a fase de observação ou inspeção das condições clínicas em que se encontra a criança, para, depois, proceder ao exame físico mais detalhado. A consequência é obter o denominado "consentimento ético" para a realização do exame físico: deve-se, com paciência e doçura, explicar cada etapa do exame físico e, em caso de recusa ou resistência, a decisão de examinar não deve ser motivada pela superioridade da força dos adultos, e sim, pela firmeza que o princípio de realidade impõe – a criança não pode entender que seus desejos estão acima de quaisquer vontades ou necessidades de seus pais.

PARE e PENSE

O que médico deve fazer durante o exame físico:
– estabelecer aproximação inicial com a criança, um vínculo com ela antes de tocá-la ou examiná-la; ganhar a sua confiança;
– não ignorar a criança durante o exame físico;
– colocar-se no mesmo nível físico da criança quando você a examina ou fala com ela;
– explicar os procedimentos antes de fazê-los. Preparar a criança para barulhos ou cheiros estranhos, procedimentos dolorosos ou alteração de sua rotina familiar;
– utilizar uma linguagem que a criança compreenda;
– manter-se conversando com a criança. Uma voz calma é tranqüilizadora mesmo se não pára o choro da criança, ajuda a deixá-la mais segura durante o exame;
– engajar os pais durante o exame físico da criança.

O que o médico não deve fazer:
– promessas que não possa cumprir "Isso não irá doer";
– usar linguagem complexa ou termos médicos. Se necessário teste a compreensão da criança pedindo a ela para repetir o que você disse ou demonstre utilizando uma boneca ou um bichinho de pelúcia;
– se utilizar de "suborno ou pequenos presentes". A criança irá constantemente esperar uma recompensa após o tratamento ou medicação;
– deixar a criança sozinha em um lugar não familiar ou com pessoas desconhecidas para ela;
– encorajar a criança para ser "boa" ou "forte". Ao contrário, permita que chore e demonstre seus anseios e angústias.

Um aspecto básico subjacente: a criança está envolta em um clima de ansiedade – da família, da mãe e dela própria, acrescida de mais vulnerabilidade, pode sentir o ambiente e os contatos humanos como ameaçadores (ambiente e procedimentos). É nesse momento que a criança precisa do mais fecundo acolhimento materno. A mãe deve demonstrar capacidade de transmitir noções adequadas para a criança e assim, conseguir acalmá-la a partir da transmissão de confiança. Se isto não ocorre, a criança pode perceber o ambiente como ameaçador ou desencadeador de sofrimentos, ambiente estranho e hostil, que na maioria das vezes, não corresponde à realidade objetiva e, no entanto, tem poder explosivo sobre a percepção da criança. Daí pode-se concluir, que o médico que não valoriza a presença da criança como pessoa humana em toda sua autenticidade, que não demonstra uma atitude acolhedora, não dirigindo à criança a atenção devida, só o fazendo no momento do exame físico, não obterá sucesso em sua empreitada de consultor.

Disponibilidade acolhedora, contato olho no olho, sorriso, tomar a iniciativa de introduzir assuntos pertinentes, manter distância razoável da criança e colocar-se em nível horizontal são exemplos de atitudes que favorecem a que as crianças "entendam" o que está em jogo na visita.

Alguns procedimentos técnicos devem ser explicados antes de sua realização – pode-se utilizar bonecos para demonstrar a natureza do procedimento que será executado – palpação abdominal, foco luminoso em direção ao ouvido, à boca do boneco.

Não explicar para a criança o que lhe vai suceder, qual procedimento irá ser realizado aumenta sua ansiedade, da mesma maneira que separar desnecessariamente a criança de sua mãe ou familiares ou deixar a criança sozinha em ambiente desconhecido para ela.

Devem-se explicar, de modo claro, fiel e honesto, os passos que serão dados para a realização do exame físico. Tal procedimento/comportamento reduz a ansiedade da criança e torna a comunicação entre a criança e o médico mais decente. Com crianças maiores, deve-se certificar se ela entendeu; às vezes, é útil solicitar que repitam ou demonstrem.

HABILIDADE DE COMUNICAÇÃO PARA ABORDAGEM DE ALGUNS PROBLEMAS ESPECÍFICOS

O médico que está verdadeiramente disponível, pode utilizar várias táticas para acolher de modo satisfatório a criança e sua família. A atitude do médico produz alterações no comportamento da mãe e da criança, que se alimentam reciprocamente. Toda consulta deve ser educativa. Educar para relacionamentos, para perceber a condição humana presente no outro. Educar para compreender e suportar estímulos intrusivos, para checar consolabilidade, educar para lidar com as próprias emoções, para suportar ritos e rituais inconvenientes, se necessários.

Durante toda a consulta, a observação e a escuta atenta, por parte do médico, possibilitam flagrar momentos de importância significativa da relação da mãe com a criança. Situações que surgem no ambiente da consulta revelam o comportamento habitual da família e da mãe com a criança. Esse é um dos momentos mais complexos e significativos da consulta, que exigirá competências específicas nos campos da Psicologia e Psicanálise, bem como habilidades de comunicação bastante específicas por parte do médico. É freqüente o médico confrontar situações delicadas, nas quais os adultos presentes à consulta "desatendem as necessidades emocionais da criança" (Medidas Vitais, UNICEF, 1993) ou, mais especificamente, ocorrem falhas nos "deveres maternos elementares" (Marcondes e Krynski, 1974). Desnecessário é dizer da variação em intensidade e gravidade dessas falhas e que a "criança negligenciada em suas necessidades emocionais (afeto, estimulação) pode perder o interesse pela vida, pode não se desenvolver normalmente, tanto física quanto mentalmente" (Medidas Vitais, UNICEF, 1993).

PARE e PENSE

Doutor Gilberto recebe para atendimento Júlia, de 45 dias de vida. Seus pais, muito aflitos, reclamam que ela chora muito. Dona Gláucia queixa-se que não consegue acalmá-la. Gilberto a examina cuidadosamente após longa anamnese acolhedora, incluindo aspectos da vida familiar e pessoal dos pais. Descobre que Gláucia está insegura e triste por não conseguir acalentar a filha.

Flavinho tem 2 anos e 4 meses de idade. Chega ao consultório com sintomas de gripe. Ao final da consulta, manifesta intenção de levar o ursinho com o qual estava brincando. Os pais titubeiam, a mãe arremata: "filho, assim que sairmos daqui, vamos ao *shopping* comprar um igualzinho para você".

> Após ser examinado, José, de 4 anos de idade pede ao Dr. Paulo outro palitinho colorido (abaixador de língua aromatizado). Dr. Paulo diz que o único que tem é para a Paulinha, próxima cliente, com quem, inclusive José, havia brincado na recepção. José se descontrola, chora de modo estridente, voa em cima do Dr. Paulo. Os pais ficam aflitos, espantam-se com tal reação.
>
> Marisa, de 5 anos de idade não quer ser examinada. Dra. Olga arrisca um diálogo racional: "Marisa, preciso te examinar; sua mãe me contou que você está com febre e tosse e que tem reclamado da garganta". Nada! A mãe, Dona Rita, senta-se na maca com a filha no colo. Nada! Suplica-lhe! Nada! A mãe dá demonstrações de que não sabe mais o que fazer. Dra. Olga intervém dirigindo-se à mãe: "Rita, penso que agora a gente precisa deixar claro os papéis de mãe e filha. Quem decide as coisas nesse momento? O que você pensa sobre isso?" Noutra circunstância parecida, Dra. Olga havia comentado: "Gláucia, melhor você voltar noutro dia. Percebo que você está com dificuldades de lidar com a situação – Marisa precisa ser interditada e eu não posso assumir esse papel, não sou eu a melhor pessoa para inscrever as noções de realidade.
>
> Dr. Roberto vai até a porta de seu consultório receber Sofia, com 3 anos de idade, e sua mãe. Após os cumprimentos, ele procura se aproximar de Sofia fazendo perguntas coerentes com seu desenvolvimento – "qual o nome de sua professora, Sofia". A mãe intercede e responde. Sofia, ingenuamente, arremata: "mamãe, eu sei responder".

Uma das tarefas mais difíceis na comunicação com pais e crianças diz respeito aos comportamentos paternos que desatendem as necessidades emocionais da criança. Dito de outra forma, pais que emitem mensagens, verbais e não-verbais, que não contribuem para a estruturação psíquica da criança. No caso de Marisa e Paulo, que nem são poderosos o quanto estão pensando; que C precisa suportar a eventual carga de frustração ou dor, decorrentes da necessidade do exame – a conduta estruturante aqui é facilitar a compreensão por parte da criança.

O médico deve facilitar aos pais compreenderem que negar, impedir, interditar determinados desejos e comportamentos dos filhos é o que, naqueles momentos, representa mensagens positivas, que auxiliam a estruturação da vida mental e emocional de seus filhos. E não, o contrário. Deixá-los com seus impulsos, sem interdição, pode se constituir em momentos negativos na fundação de suas estruturas emocionais.

RESSALVA

Tais exemplos são ilustrativos da necessidade que o médico, que se propõe a cuidar de crianças, tem de possuir habilidades para avaliar o complexo de desenvolvimento infantil, incluídos aí, os aspectos afetivo-emocionais. Por exemplo: a) reconhecer que seu campo de atuação inclui a mãe e a família; b) conhecer aspectos psicológicos da estruturação e do funcionamento da vida mental e afetiva de crianças e suas mães e c) saber identificar ambientes familiares estressantes que embaralhem os papéis paternos (discórdia conjugal, violência familiar, maus-tratos), bem como identificar famílias vivendo sob privação econômica e emocional, dentre outros, são competências que só podem ser adquiridas ao longo do processo de aprendizado de médicos que atendem crianças. Escuta atenta para distinguir e ajudar os pais a compreender o quanto das necessidades dos filhos são, na verdade, expressão das necessidades deles próprios, pais, que muito dos sintomas dos filhos são oriundos de suas percepções, de sua acurácia, de suas próprias necessidades.

No dizer de Marcondes e Krynski (1974): "As alterações da vida afetiva de uma criança podem confundir o médico demasiadamente preocupado com os aspectos puramente orgânicos e curativos dos problemas de seu paciente. É que os distúrbios psíquicos podem muitas vezes assumir a forma de "linguagem dos órgãos" (enurese, dores precordiais, diarréia, vômitos etc.); ou então, em formas mais acentuadas, podem se expressar como "moléstias dos órgãos" (colite, asma, dermatite etc.); outras vezes, os distúrbios resultantes pela "linguagem da conduta" (birra, indisciplina, anorexia, agressividade, etc.); finalmente podem organizar-se em "moléstias da conduta" (ansiedade, fobias).

É necessário que os médicos que atendem crianças se familiarizem com as habilidades de comunicação, necessárias para abordar as múltiplas táticas negativas que os pais põem em movimento durante a consulta e que perturbam a estruturação da vida mental e afetiva das crianças. O espectro desses comportamentos negativos é muito amplo. Alguns necessitam de interdição vigorosa.

NÃO PERMITIR

— Pais que, a despeito de proteger os filhos, lhes subtraem o contato com a realidade realmente existente.

— Pais que não agüentam que seus filhos enfrentem momentos diminutos do real, ainda que breves, doses homeopáticas de realidade. E assim, suprimem espaços de realidade por espaços de enganação com falsas promessas e falsas idéias.

> A mãe não consegue "agüentar as dores" do exame físico de seu filho e, a todo o momento, retira a criança da mesa de exame ou levanta-se da poltrona onde a criança está sendo examinada.

— Pais que enganam, mentem, subornam, prometem brinquedos ou coisas que não têm a intenção de cumprir; que confiam em presentinhos, que criam expectativa de recompensa, de dependência; que se comportam com ingenuidade constrangedora.

> Dona Glória promete comprar um ursinho igualzinho ao disponível, como brinquedo, na sala de espera do consultório. Isto para obter o consentimento de João de 3 anos de idade, para ser examinado.
>
> Amarildo, pai de Fábio de 11 meses, bate a cabeça na mesa de exame como forma de acalmá-lo diante do leve trauma que Amarildo acaba de sofrer ao chocar-se com o pé da mesa de exame do consultório.

— Pais que primam pela infantilização de seus filhos, que distorcem a realidade de determinados eventos próprios do ambiente da consulta, que produzem mensagens com forte componente distorcido e potencial desestruturante.

> Dona Rosa desconhece que sua filha Bruna, de 30 meses de idade, está aflita, precisando de sua contenção e pede para que não chore, para ser boazinha, que será recompensada, depois da consulta, com um chocolate.

— Pais que solicitam que a criança seja boazinha, de deixá-la espontaneamente chorar ou espernear.

– Pais que não respeitam nem reconhece o desconforto da situação. De fato, a situação é ansiogênica e a criança precisa lidar com suas próprias emoções. Mensagens de reconhecimento e apoio diante da situação concreta ajudam a criança a lidar melhor com suas emoções e com a realidade.

UM LEMBRETE

A perspectiva do médico

Aqui, vale a pena assinalar os aspectos mais propriamente individuais, psicológicos de cada médico. As características gerais de sua personalidade, as motivações para fazer medicina, o entusiasmo com que põe em movimento sua atuação profissional, as expectativas que conservam para a profissão. Tudo "conspira", como um jogo intersubjetivo sempre presente nos encontros interpessoais que se conformam na relação médico-paciente.

Além das habilidades específicas de qualquer abordagem metodológica, na aproximação com os pacientes, não se pode, de maneira alguma, prescindir de uma carga significativa de INTUIÇÃO, CRIATIVIDADE, IMPROVISAÇÃO no encontro com as crianças e suas mães. Aqui, a SENSIBILIDADE do médico expressa-se (ou desabrocha-se) em sua plenitude. Mesclar empatia e responsabilidade são atributos para uma prática clínica coerente com as dimensões humanas, suas vicissitudes e sofrimentos.

HISTÓRIA PEDIÁTRICA ABRANGENTE

Uma atenção abrangente à saúde das crianças envolve os tópicos fundamentais próprios do campo da medicina: motivo da consulta, a dimensão temporal das queixas e suas articulações atuais e pregressas com outros sintomas, o ambiente familiar e social, base para surgimento e superação do problema, os nexos com a história pessoal e familiar e os aspectos relacionados ao exame físico abrangente, as hipóteses diagnósticas e a elaboração de um plano de tratamento.

PASSOS FUNDAMENTAIS

– Abordagem integral: avaliação do crescimento, do desenvolvimento (neurológico e psicoafetivo), da alimentação, da imunização, do ambiente físico, saúde oral, saúde sensorial (visão e audição).

– Prescrição pediátrica: os itens da prescrição devem corresponder aos problemas identificados na abordagem integral. Como conteúdo mínimo, deve-se abordar: alimentação, imunização, orientações/ recomendações educacionais (promoção de saúde, psicoprofilaxia) e medicamentos.

Podem-se utilizar prontuários semi-estruturados para facilitar o dinamismo da entrevista clínica. Alguns dados podem, inclusive, ser parcialmente preenchidos antes da consulta, por pessoal treinado. Um bom prontuário deve ter algumas características básicas:

a) organizar, de maneira fácil, informações longitudinais sobre a história pessoal da criança (obstétrica, neonatal, patológica atual e pregressa), história familiar e sua dinâmica (dados socioeconômicos, composição, dados da mãe e do pai, dados sobre os irmãos, situações ou eventos estressantes), condições de moradia e saneamento etc.

b) possibilitar acompanhamento de problemas clínicos correlacionados. Exemplos: uma criança com risco alérgico apresenta, no 3º mês de vida, quadro clínico de dermatite atópica, configurando um risco aumentado de vir a se tornar asmática;

c) facilitar a identificação de situações de vulnerabilidade ou de risco precocemente: filhos de mães com baixa escolaridade, ambiente familiar desagregado, falta de acesso a água potável ou saneamento inadequado, baixa renda, freqüência à creche, mães muito jovens. Todos estes fatores podem configurar risco aumentado de ocorrência de determinadas doenças;

d) acesso rápido a informações clínicas prévias e suas implicações para a abordagem do problema atual: três episódios de otite média supurativa em seis meses, segundo episódio de infecção urinária alta em menores de 6 anos;

e) organizar dados evolutivos sobre os diversos aspectos do atendimento integral ao desenvolvimento da criança (alimentação, estado nutricional, crescimento, desenvolvimento, dinâmica familiar, vacinação, saúde bucal, visão, audição, prevenção de acidentes).

Prontuários semi-estruturados podem tornar a consulta mais harmônica e produtiva, permitindo um diálogo acolhedor das demandas maternas e uma perspectiva objetiva dos problemas de saúde da criança. Também pode proporcionar uma localização mais rápida dos aspectos evolutivos mais relevantes e, assim, destinar maior ênfase para tais problemas ou passar rapidamente em revista áreas que não parecem apontar para maiores preocupações. Muitas vezes o profissional não se apercebe da dimensão e efeito desses relacionamentos e um recurso interessante pode ser a reflexão de situações mais difíceis com outros colegas.

CONSIDERAÇÕES FINAIS

As habilidades de comunicação que apresentam potencial para dinamizar a prática clínica com crianças e suas famílias podem ser intuídas a partir do relato abaixo. Nele, está contido a perspectiva transcendente da Medicina destinada às crianças: ser em relação, em constituição de sua vida interior, com demandas clínicas que, freqüentemente, ultrapassam os limites da biologia e que precisam ser acolhidas na dimensão desenvolvida neste texto. Esse aspecto guarda um enorme potencial para vitalizar a atividade clínica envolta, em muitas circunstâncias, em cenários desfavoráveis.

O médico, disponível para os olhares e saberes múltiplos inerentes ao tema das habilidades de comunicação, encontra aqui inspirações para o complexo e emocionante empreendimento de atender crianças em ambientes clínicos

PARE e PENSE

Final de dia.

Dr. Antônio é acionado para analisar uma radiografia de tórax solicitada por uma colega – que não poderia vir ao ambulatório no período da tarde por problemas familiares – e avaliar a evolução do tratamento de uma criança de 6 anos de idade com pneumonia. O médico comenta que o pulmão está normal. A acompanhante, tia da criança, satisfeita com a atenção, arremata: "– Doutor, gostaria que o Sr. prescrevesse um remédio para abrir o apetite dessa criança; ela não está comendo nada há meses". Dr. Antônio, enquanto pensa na natureza complexa de tal queixa, escuta o relato espontâneo da acompanhante, faz algumas perguntas abertas relacionadas ao tópico em questão e, diante da pressão das circunstâncias, pensa em encerrar o assunto com a prescrição de "vitaminas". Intui que algo não está bem – resolve por uma "despretensiosa" pergunta: "como vive essa menina, quais são as suas alegrias?".

Fica sabendo que a criança e suas duas irmãs moram com o pai, a avó e tios paternos. Isto porque a mãe havia "abandonado" o marido e nunca mais retornado. Os tios paternos, diuturnamente, a pretexto de qualquer discussão, referem-se à mãe com palavras depreciativas, inclusive na presença das crianças. A criança em foco estava sem ânimo para as atividades na escola, com poucas amizades. Sem apetite!

REFERÊNCIAS BIBLIOGRÁFICAS

Angell M. The doctor as a double agent. Kennedy Inst Ethics J., 3, 279-286, 1993.

Arntson PH, Philipsborn HF. Pediatrician--parent communication in a continuity-of--care setting. *Clin Pediatr*, 1982; 21:302-307.

Brazelton TB, Cramer BG. As primeiras relações. Colaboração de Bertrand G. Cramer. 1ª ed. São Paulo: Martins Fontes, 1992.

Colland VT. Coping With Asthma: Intervention Methods for Children and Parents. Amsterdam, the Netherlands: University of Amsterdam, 1990.

Macedo G. A natureza da Medicina. Gazeta de Alagoas, 1993.

Maldonado MT & Canella P. Recursos de Relacionamento para Profissionais de Saúde – a boa comunicação com clientes e seus familiares em consultórios, ambulatórios e hospitais. Reichmann e Affonso Editores, 2001.

Marcondes & Krinsky. Dinâmica das Relações Familiares. In: Alcântara, P. Pediatria Básica, 1974.

Pantell RH, Stewart TJ, Dias JK, Wells P, Ross AW. Physician communication with children and parents. *Pediatrics*, 1982; 70:396-402.

Siegler M. Searching for moral certainty to medicine: a proposal for a new model of the doctor-patient encounter. *Bull N Y Acad Med*, 1981; 57, 56-69.

Szasz TS, Hollander MH. A contribution to philosophy of medicine: the basic models of the doctor-patient relationship. *Arch Intern Med*, 1956; 97, 585-592.

Wilheim J. O que é psicologia pré-natal. São Paulo: Brasiliense, 1997.

Winnicott DW, Camargo JL, Patto MHS. Os bebês e suas mães. São Paulo: Martins Fontes, 1999.

Worobey J, O'Hair HD, O'Hair MJC. Pediatrician-patient-parent communications: a descriptive analysis. *Lang Commun*, 1987; 7:293-301.

Zimmerman DT. Fundamentos Psicanalíticos, Técnica e Clínica. Porto Alegre: Editora Artmed, 1999.

CAPÍTULO 6

HABILIDADES DE COMUNICAÇÃO NA CONSULTA COM ADOLESCENTES

• Almir de Castro Neves Filho

"Nossos adolescentes amam, estudam, brigam, trabalham. Batalham com seus corpos, que se esticam e se transformam. Lidam com as dificuldades de crescer no quadro complicado da família moderna. Como se diz hoje, eles se procuram e eventualmente se acham. Mas, além disso, eles precisam lutar com a adolescência, que é uma criatura um pouco monstruosa, sustentada pela imaginação de todos, adolescentes e pais".

Contardo Calligaris

INTRODUÇÃO

A faixa etária que corresponde à adolescência – 10 a 20 anos incompletos, segundo a Organização Mundial da Saúde (OMS, 1977) – progressivamente ganha espaço na mídia e nas discussões sobre estratégias de promoção e prevenção em saúde. O envolvimento dos jovens com drogas, marginalidade, mortes violentas, AIDS e o aumento alarmante de gestações na adolescência mobilizam não só os serviços de saúde como também todos os segmentos da sociedade.

O sistema de saúde, no modelo atual, não capta o adolescente por este estar em uma etapa de vida em que são pouco freqüentes as doenças.

Talvez por isso os profissionais de saúde tenham perdido tanto o contato com os adolescentes: foram formados para cuidar de doentes, e os serviços para acolher doentes. O adolescente, em geral, é "irritantemente" saudável.

A adolescência não é uma via de mão única. Os adultos em geral não estão suficientemente instrumentalizados para lidar com as mobilizações advindas das manifestações adolescentes. Podem hesitar em descer da posição de "superpais", podem não estar conscientes de que os jovens lhes provocam sensações de envelhecimento e insegurança, podem estranhar quando os sonhos dos filhos não coincidirem com os planos, ou lutar com todas as forças contra a separação definitiva e inevitável ao final desta etapa.

Trata-se de período extremamente mobilizante, do qual todas as pessoas guardam recordações. Infelizmente, se populariza entre os adultos, em geral rígidos em suas posições, um jargão para definir o indivíduo nessa fase – "aborrecente". É praticamente consenso o fato de que o jovem é mal-humorado, chato, irritante e impaciente. Será verdade?

Conhecer os adolescentes pode ser uma oportunidade de melhorar o desempenho profissional e o desenvolvimento pessoal. Todos os atributos que caracterizam um bom atendimento têm que estar aqui presentes, e são imprescindíveis – empatia, contra-transferência e um grande ouvido são palavras de ordem, condições fundamentais para o contato com esse grupo (Neves Filho, 2004).

CONHECENDO OS ADOLESCENTES

Na medida em que pacientes adolescentes procurem os serviços de saúde, estar familiarizado com suas peculiaridades tornar-se-á obrigatório para os profissionais envolvidos nesta atividade. Algumas condições exigem conhecimento e manejo adequado, e são características desta fase.

Perdas e lutos na adolescência

Em geral, durante a adolescência inicial, ao começarem as modificações corporais, o jovem inicia o processo de luto pelo corpo infantil. Estranha as modificações, não as domina e não as reconhece. Freqüentemente não se mostra satisfeito com este "novo corpo". Constata que não é mais criança, mas não ascendeu ainda à condição de adulto, situação que acarreta grande insegurança e ansiedade, não raro resultando em modificações comportamentais. O luto pelo corpo infantil é seguido pelo luto pela identidade infantil e pelo luto pelos pais idealizados da infância.

O tédio em relação às atividades da infância são seguidos pela busca de novidades e, eventualmente, comportamento de risco. A explicação orgânica está na remodelagem do sistema de recompensa do cérebro, um conjunto de estruturas que produz sensação de prazer e busca por mais de tudo o que é bom e dá certo. Na adolescência, cerca de 30% de receptores dopaminérgicos são perdidos na sede deste sistema, o *núcleo accumbens*, levando o jovem a abandonar velhos hábitos em busca de novos prazeres (Herculano-Houzel, 2005).

Neste contexto, investir no fortalecimento da auto-estima, no *empowerment* e na aquisição de habilidades necessárias para garantir um relacionamento saudável é um dos pontos mais importantes de um trabalho preventivo.

A auto-estima é o sentimento de importância e valor que uma pessoa tem em relação a ela própria, e quem a possui em alto grau confia em suas percepções e em seus julgamentos. Acredita que suas iniciativas vão dar certo e lida com as outras pessoas com maior facilidade.

Empowerment (potencialização, "empoderamento" ou fortalecimento) é o processo de produzir a mudança, de desafiar as relações de poder, de fornecer idéias e informações, de encorajar a ação. Um jovem imbuído deste conceito contagia os companheiros e torna-se alvo de admiração.

Algumas habilidades ainda não são de domínio do paciente adolescente, por características próprias da etapa. É de grande interesse proporcionar oportunidades para que trabalhem as seguintes questões: poder de decisão – tomar decisões responsáveis que dizem respeito a si próprios e às outras pessoas e saber resistir às pressões do grupo; comunicação e assertividade: saber expressar os próprios sentimentos, necessidades e opiniões, respeitando sempre o direito das outras pessoas; capacidade de negociação: ser capaz de atender às próprias necessidades sem deixar de considerar as das outras pessoas (ECOS, 1999).

Vulnerabilidade

Durante a adolescência, o indivíduo se apresenta mais instável e vulnerável às influências externas, sendo momento oportuno para a incorporação de valores, tanto adequados quanto inadequados. As transformações ocorridas na sociedade contemporânea, principalmente em termos econômicos, e o aumento populacional das cidades afetaram profundamente o sistema de valores morais e éticos, reforçando o individualismo, diminuindo a reciprocidade nas relações. Alguns fatores que contribuem para a vulnerabilidade nesta faixa etária são sentimentos comuns da juventude, como onipotência, influência do grupo, desinformação, pensamento mágico ou altos níveis de cobrança social. São os mais notáveis fatores de proteção: família bem estruturada com fortes laços afetivos; participação efetiva dos pais na vida dos filhos, determinando regras claras de conduta dentro do núcleo familiar; rendimento escolar satisfatório; relações com outros núcleos da comunidade como igreja, ações cívicas, grupos desportivos, iniciativas culturais ou solidárias.

Sinais de alerta

Adolescentes que exibem sinais, como isolacionismo, desleixo com o aspecto corporal e vestimentas, queda do rendimento escolar, afastamento de companheiros e parecem não se importar com a deterioração de suas relações com pessoas, grupos ou atividades antes valorizadas, merecem avaliação atenta.

A participação de profissionais bem preparados, dispostos a acompanhar os jovens nesta trajetória, proporcionando apoio de qualidade, pode constituir referência e dar a eles a chance de tomarem decisões acertadas.

ACOLHENDO OS ADOLESCENTES

Tanto por parte das instituições como dos profissionais, não parece existir afinidade com as expectativas e necessidades dos adolescentes, originando constrangimento e o conseqüente afastamento do paciente do serviço. Exemplos de fatores que contribuem para esse afastamento incluem: falta de privacidade, instalações inadequadas, ambientes em que se misturam as mais diversas faixas etárias, decorações infantis, macas de tamanho pequeno, consultas rápidas, interrupções freqüentes, telefonemas, atitudes paternalistas, irritação, pressa e desrespeito ao pudor do jovem.

O constrangimento de Leila

Leila tem 11 anos e foi trazida à consulta médica pela mãe, Dona Conceição, que relata ter a jovem "engordado muito no último ano e já estar toda formadinha", situação que a deixa muito constrangida e que faz com que venha sendo motivo de chacota por parte dos coleguinhas. O consultório tem duas mesas separadas por um biombo e apenas uma maca de exame, onde dois profissionais realizam atendimentos concomitantes. Ao ser inquirida pelo médico, mesmo de forma simpática e acolhedora, Leila abaixa a cabeça e chora.

Várias atividades podem ser desenvolvidas já na sala de espera, que pode contar com material educativo – livros, revistas, vídeos, programas de informática – permitindo o reforço de informações de qualidade. Questionários podem ser utilizados para adiantar a coleta de dados, e para dar oportunidade ao paciente de se expressar escrevendo, o que, às vezes, diminui o embaraço para falar de alguns assuntos. É da máxima importância que todos os profissionais da instituição estejam cientes e treinados para receber o paciente adolescente que, pelas características próprias da fase que está vivendo, é por vezes arredio e inconstante, desistindo ao encontrar os primeiros obstáculos.

A recepção dos jovens no serviço de saúde deve refletir a disposição de realmente proporcionar bom atendimento, com cordialidade e compreensão. O paciente adolescente apresenta peculiaridades próprias, como a diferença de comportamento entre um e outro indivíduo, ou a variabilidade de conduta da mesma pessoa em diferentes etapas. Uma acolhida hostil ou excesso de empecilhos burocráticos afasta o paciente, que já encontra dificuldade em respeitar os horários e datas de agendamento. É fundamental que todos os componentes da equipe estejam sensibilizados e familiarizados com o "jeito" adolescente.

Em um ambiente adequado, bem recebidos por profissionais acolhedores, que gostem genuinamente dos adolescentes, capacitados e, fundamentalmente, com a própria adolescência resolvida, veremos os jovens externarem suas preocupações com corpos que se esticam e mudanças bruscas em áreas antes tão pouco exploradas. Observaremos que os motivos que os trazem às consultas raramente são aqueles verbalizados de início. Constataremos também que alguns eventos absolutamente normais e esperados promovem ansiedade e sofrimento, não raro, desajustes e alterações na dinâmica familiar.

João e as brigas em casa

João é um rapaz de 13 anos, que há mais ou menos 3 meses está retraído e isolado. Brincava com os amigos, mas a mãe refere que desde que seu corpo está mudando – seu peito está aumentado e dolorido – não tem mais saído. Associa este fato com a mania de João passar muito tempo no banheiro ou sozinho no quarto, onde ela acha que ele se masturba. O pai, homem rude e explosivo, tem freqüentes atritos com João e agride verbalmente o filho. Trazido à consulta, ao sentir-se à vontade, o rapaz relata estar se masturbando com freqüência e pergunta se é esta a causa do crescimento das mamas. O exame físico geral não apresentava alterações e as fases do desenvolvimento puberal eram compatíveis com a idade. O crescimento das mamas era bilateral, de pequeno volume.

Observe-se como as demandas adolescentes desconcertam o profissional de saúde por não se apresentarem da forma clássica: doença. Situações esperadas e previsíveis podem alterar a dinâmica familiar, principalmente diante da falta de informações de qualidade e, principalmente, da ausência de orientação antecipatória.

Devem ser garantidos ao adolescente ambiente adequado, privacidade e oportunidade de, após a entrevista acompanhado dos pais ou responsáveis, permanecer a sós com o profissional onde o sigilo das informações esteja assegurado (Grossman, Ruzany e Taquette, 2001).

O ATENDIMENTO CLÍNICO

As queixas trazidas pelos adolescentes a um serviço que atende à demanda espontânea são bastante limitadas, em geral. Trata-se de uma faixa etária em que o corpo atinge o máximo de suas potencialidades, resultando em poucas doenças orgânicas. Em geral, o que ocorre na maioria dos serviços é que os ambulatórios assistem às jovens adolescentes na parte ginecológica e obstétrica, e praticamente não têm contato com adolescentes do sexo masculino.

O atendimento clínico do adolescente comporta dois momentos distintos – a princípio, a entrevista é realizada com o paciente e seus acompanhantes, que normalmente apresentam o motivo da consulta e fornecem informações sobre a vida pregressa do jovem e condições de vida em geral; em seguida, o atendimento é realizado apenas com o paciente, quando é interessante confrontar as colocações dos pais com a visão do principal interessado, e proporcionar momento propício para a elucidação de assuntos sigilosos ou causadores de apreensão por parte do adolescente.

O passo-a-passo da consulta

Rafaela, de 14 anos, vem à consulta trazida por sua mãe, Dona Conceição, ambas bastante ansiosas e com passagens por outros médicos. Ao entrar no consultório, a adolescente mira o profissional e fixa o olhar no chão, calada. A mãe entra em seguida e fala:

"– Bom dia, doutor. Estou muito preocupada com esta menina, que não come nada há dias e se queixa de dor na barriga. Já estivemos em vários médicos, mas não há melhora e estou começando a ficar desesperada".

O médico detém o olhar na paciente, que permanece olhando para o chão, retorcendo os dedos, claramente ansiosa. Aguarda que Rafaela levante a vista, nota tristeza e enfado, e então se dirige a ela:

"– Bom dia, Rafaela. Meu nome é Pedro e sou médico". Estendeu a mão e cumprimentou Rafaela e em seguida Dona Conceição, que se sentara ao lado. – Conte-me, Rafaela, o que está acontecendo?"

"– Minha barriga não para de doer há mais ou menos duas semanas, e estou farta destes remédios que minha mãe me faz tomar, não adiantam nada!"

Observa-se, neste momento, que o profissional acolhe respeitosamente as pessoas, constata o ambiente de ansiedade e insegurança, aguarda o melhor momento para estabelecer comunicação, identificando com isso a paciente. Trata-a pelo nome, identifica-se e proporciona um início de atendimento sério e cordial.

"– Como é esta dor? É constante? Melhora com alguma coisa?"

"– Dói durante quase todo o dia, e não alivia quando vou ao banheiro. Minha mãe insiste em me dar remédios laxantes, que eu não agüento mais tomar."

"– Muito bem, vamos então repassar tudo o que aconteceu nestes últimos dias, para assim chegarmos à causa desta dor. O que você acha, Rafaela?"

A adolescente concorda, aparentemente mais calma.

"– Vamos lá, então: como tudo começou?"

"– Começou depois de uma festa na casa da Fernanda, uma amiga. Nos primeiros dias fiquei sem ir ao banheiro, mas isto é comum comigo. Minha mãe me fez tomar remédios, que só pioraram a dor."

A mãe, angustiada, interrompe neste momento:

"– O problema maior é que ela não come! – falou, lançando um olhar de censura à filha, que se calou".

"– Você teve febre ou náuseas em algum momento? Urina e fezes estão normais?" – continuou Dr. Pedro.

Observa-se, neste momento da consulta, que o médico dirige as perguntas diretamente à paciente, valorizando suas respostas, além de solicitar dela participação na maneira de conduzir a anamnese, permanecendo tranqüilo durante as intervenções intempestivas da mãe. Prossegue formulando as seguintes perguntas:

"– Quando aconteceu a sua primeira menstruação? Normalmente, quando acontece, é acompanhada de cólicas?"

"– Com 13 anos. Está tudo normal, menstruei há uma semana e normalmente não sinto cólicas."

Dona Conceição intervém, ansiosa:

"– Doutor, o senhor sabe que nesta idade as regras são irregulares, não deve ser por causa disso. Será que ela não está com anorexia nervosa? Ela não come nada!"

"– Não como porque a barriga dói, e não tenho vontade. Já disse mil vezes que esta doença só dá em doidas, e eu não estou doida! Está vendo como você não me conhece?" rebate Rafaela, retorcendo os dedos.

"– Vamos ficar tranqüilos, que aos poucos a gente chega no problema. Às vezes, algumas perguntas podem parecer inoportunas ou sem importância, mas fazem parte de uma linha lógica de raciocínio. Rafaela, você está tomando algum medicamento?" retoma Dr. Pedro.

"– Parei com os comprimidos para prisão de ventre há três dias, e não estou usando nada, agora."

"– Como não? E o Diane?" pergunta a mãe.

"– Ah, mas este é para a acne!"

"– Desde quando?" pergunta o médico.

"– Há três meses."

"– Você está preocupada com alguma coisa que não a dor? Por exemplo, como está no colégio e com os amigos?"

"– Doutor, minha filha sempre foi boa aluna, mas agora está distraída, desatenta... acho que é por causa de novas amigas que arrumou." Falou a mãe.

Rafaela permaneceu em silêncio.

"– Rafaela, o que você pensa a respeito do que falou sua mãe?"

"– Acho que ela é exagerada, acha que minhas amigas não servem para mim, é um aborrecimento! Estou a mesma de sempre." E deu um olhar de raiva para a mãe, que suspirou.

Observa-se, nesta situação, que o médico permanece se dirigindo à adolescente, inclusive solicitando a sua opinião a respeito da colocação de Dona Conceição.

"– O que você gosta mais de fazer no colégio, Rafaela? Já escolheu alguma profissão?"

"– Eu quero ser arquiteta, adoro desenhar e pintar. Fico encantada com os desenhos e projetos, acho bonito e criativo."

"– Você desenha e pinta bem?"

"– ...acho que sim... não sou ruim." Rafaela sorriu pela primeira vez.

Após um breve intervalo, o médico se dirigiu à Dona Conceição:

"– A senhora se importa de aguardar uns minutos lá fora? Gostaria de falar um pouco a sós com Rafaela."

"– Mas isto é realmente necessário? Sou mãe e tenho direito de saber tudo a respeito da vida dela."

"– É importante e é prática rotineira no atendimento dos adolescentes. A senhora saberá o necessário depois."

A mãe saiu desconfiada e aparentemente contrariada, enquanto a menina permanecia na sala, com um leve sorriso.

Nota-se firmeza na solicitação e justificativa do médico, sem no entanto ser indelicado.

"– Muito bem, Rafaela. Quero que você fique à vontade, e entenda que este espaço é seu. Pode usá-lo para colocar algumas questões que receia falar na presença de sua mãe. Não vamos revelar a ela, a não ser que ponha sua vida em risco, quando então me verei forçado a fazê-lo. Mas não acho que seja este o caso, não é?"

Rafaela assentiu com a cabeça.

Observa-se, neste trecho, que o médico explora aspectos da vida de Rafaela, inicia a segunda parte do atendimento com a adolescente desacompanhada e firma um pacto de confidencialidade com ela.

"– Seu problema começou depois da festa de sua amiga Fernanda, não é isso? Como foi a festa, muitos amigos?"

"– A festa foi ótima, todo mundo foi, música e dança o tempo todo. Foi massa!"

"– Você acha que seus amigos influenciam negativamente, como disse sua mãe?"

"– Claro que não! O problema é que ela não está acostumada a isso."

"– Isso?"

"– Sim, quer dizer, que eu saia, que chegue em casa um pouco mais tarde, até que eu prove um pouco de bebida, coisas normais para quem é da minha idade."

"– Quando você sai, o que você faz? Algumas pessoas da sua idade usam drogas, você já tomou alguma?"

"– Não, não quero nem saber disso. A única coisa que faço é provar uma caipirinha de vez em quando, só isso."

"– Como está o ambiente em casa? Tirando o que sua mãe falou, está tudo bem?"

"– Sim, err... quer dizer..."

"– Quer dizer?"

"– Meu pai não reclama das minhas amigas, mas cisma com meus amigos."

Rafaela quedou pensativa e olhou para o chão. Após leve intervalo:

"– O que seu pai acha dos seus amigos?"

"– Ele é muito sério com os meninos."

"– Você está namorando?"

"– Estou saindo com o Márcio, o que tem de mais?"

"– Nada. Desde quando está com ele?"

"– Mais ou menos dois meses."

"– Você está apaixonada?"

"– Sim, muito!"

"– O que acham suas amigas? Elas também estão saindo com outros rapazes?"

"– Algumas sim, outras não. Na realidade, só quem me entende é Sueli, que está com Bruno, o melhor amigo de Márcio."

"– Algumas meninas da sua idade já têm relações sexuais. O que você acha?"

Depois de um breve silêncio, Rafaela ficou inquieta, sem saber para onde olhar. Retorcia os dedos incessantemente e começou a chorar. Dr. Pedro ofereceu um lenço de papel, dizendo:

"– Não se preocupe, está tudo bem. Aqui você pode chorar e desabafar, se quiser."

"– Ah, eu não agüento mais... o Diane perde o efeito com a bebida, não é? Sueli me disse isso uma vez, mas não lembro direito, e eu não consigo falar com ela, está viajando!"

"– Com sua amiga longe e tudo isso acontecendo, imagino como você tem estado."

"– Transei com o Márcio pela primeira vez na festa, e desde então me sinto pior, não sinto vontade de fazer nada e estou cada vez mais agoniada!"

"– Muitas moças da sua idade já mantêm relações sexuais, mas para isso é necessário estar bem esclarecida e tomar algumas providências, como usar preservativos. Você está preocupada com a possibilidade de estar grávida, é isso? Gostaria de tirar esta dúvida?"

"– Sim, mas minha mãe não pode saber, me proibiria de sair com o Márcio."

Neste momento bastante delicado da consulta, observam-se algumas construções de frases usadas nas perguntas que facilitam a abordagem de temas desconfortáveis, como sexualidade e uso de drogas, e evitam o questionamento direto do adolescente. Nota-se também o uso de palavras que estimulam a continuação do discurso do paciente, sem incorrer em juízo de valor.

"– Rafaela, me parece que a sua dor tem a ver com esta grande preocupação com a gravidez, o que você acha?"

"– Acho que sim. Você acha que estou grávida?"

"– Provavelmente não. Mas vamos fazer assim: vou examiná-la, pedir alguns exames e combinar com você um acompanhamento – atendimentos periódicos em que poderemos conversar sobre gravidez, sexo e outros problemas típicos dos adolescentes, pode ser assim?"

Após breve silêncio:

"– Podemos informar à sua mãe que a dor e a falta de apetite parecem ser de origem psicossomática, o que você acha?"

"– O que é psicossomática?"

"– São sintomas causados por estresse, ansiedades, preocupações. Mas sugiro que você converse francamente com sua mãe logo que se sinta melhor. Se precisar, em uma próxima consulta, podemos abordar o assunto."

"– Está bom."

PRIMEIRA PARTE

"– Vamos pedir que sua mãe entre agora e vamos passar para a sala de exames para que eu possa ver se está tudo bem, certo?"

"– Tudo bem!"

Neste momento, observa-se que o médico discute com Rafaela a possível causa da dor, propõe conduta e acompanhamento à adolescente e intermedeia a comunicação de Rafaela com a mãe.

Quando Dona Conceição entrou, Rafaela estava deitando na maca para o exame físico.

"– Sente-se, por favor. Vamos examinar a Rafaela agora e conversamos em seguida."

Depois de confirmar que o exame físico era completamente normal, a não ser por uma dor leve e mal definida no abdome, Dr. Pedro prosseguiu:

"– Muito bem, Rafaela. Já terminamos. Vamos sentar e conversar. A dor de Rafaela parece ter um forte componente psicossomático, e não identifiquei quaisquer sinais de perigo ou de doença mais grave. Vou solicitar alguns exames e revê-la em alguns dias."

"– Mas doutor, por que de origem psicossomática?" perguntou a mãe.

"– Este tipo de dor é freqüente em pacientes adolescentes. Vamos reavaliá-la em alguns dias e, se for necessário algum tipo de procedimento ou investigação, é claro que faremos, sem problema algum. Mas não parece ser este o caso."

"– Mas o que causou tudo isso?"

"– Várias preocupações normais e habituais nesta idade, e que Rafaela depois, com calma, relatará em casa."

Dona Conceição não disse nada, olhou a filha com ar aborrecido e o médico com ar desconfiado.

"– Muito bem, o senhor é o médico, mas não estou muito convencida... mas o atendimento foi diferente, o senhor é atencioso e vai ficar acompanhando a minha filha."

"– Rafaela, venha logo que tiver os exames prontos, está bem?" disse o médico.

A menina estava agora mais relaxada e sorridente.

"– Até logo."

Dr. Pedro se levantou e apertou a mão de Rafaela e de sua mãe antes de saírem.

"– Muito obrigada." Disse Rafaela, enquanto saía.

(caso adaptado de Casas e Ortega, 2003)

Atender pacientes adolescentes é um exercício que exige boa formação profissional, conhecimento técnico e consciência das mobilizações internas geradas pelo contato com esse segmento. É importante que o profissional de saúde se conheça bem para lidar de forma adequada com a série de mobilizações internas geradas pelo contato com o adolescente. Neste atendimento, o médico lançou mão de várias habilidades que possibilitaram o bom desfecho do caso. O Quadro 6.1 resume algumas habilidades necessárias ao profissional para o atendimento do adolescente.

Quadro 6.1 – Habilidades necessárias ao profissional para o atendimento do adolescente.

Habilidade de acolher adequadamente, dirigindo-se primeiro ao paciente.
Habilidade de adotar linguagem compreensível, escuta atenta e respeitosa.
Utilização de perguntas em espelho e perguntas abertas.
Utilização de frases de apoio e compreensão.
Apoio nos momentos de emoção.
Ausência de julgamento (não fez juízo de valor).
Abordagem de temas embaraçosos, constrangedores e/ou desconfortáveis com naturalidade.
Exploração de aspectos da vida da paciente.
Incentivo à adoção de responsabilidades sobre a própria saúde.
Estabelecimento de pacto de confidencialidade.
Elaboração de plano terapêutico e proposta de acompanhamento.
Fornecimento de informações à acompanhante.
Disponibilidade para ouvir o paciente e sua família, sem autoritarismo, preconceitos, atitudes paternalistas ou julgamentos.
Capacidade de formular questões que estimulem o diálogo, buscando a compreensão e a conciliação.
Capacidade de ficar à vontade na abordagem de temas como uso de drogas e sexualidade.
Capacidade de realizar abordagem holística, não se detendo no motivo da consulta ou nas questões puramente orgânicas.
Capacidade de instituir um relacionamento amigável, respeitoso e técnico.

(Zoppi e Epstein, 2005; Di Loreto, 1979; Grossman et al., 2001.

O EXAME FÍSICO

É o momento mais delicado do atendimento, tanto pelo constrangimento do paciente como pelo desconforto do profissional, o que muitas vezes resulta em um exame incompleto e em oportunidades perdidas no diagnóstico de problemas de saúde (Ruzany e Swarcwald, 2000). Explicação prévia do procedimento e abordagem educativa durante o exame costumam ter bom resultado, com o profissional realizando a abordagem por partes, ilustrando com conhecimentos, exemplos e informações, evitando desnudar completamente o paciente. A presença de um componente da equipe do mesmo sexo do paciente muitas vezes é de inestimável valor. São pontos fundamentais no exame: avaliação do estado nutricional; visão e audição; pele e mucosas; estado de saúde bucal; coluna vertebral; aferição de medidas antropométricas e sua disposição em gráficos; "estagiamento" puberal pelos critérios de Tanner; sinais vitais e pressão arterial.

Em relação às características físicas, três tipos de jovens se apresentarão nas consultas: adolescentes em fase de crescimento lento, cerca de 5 a 7cm/ano e 2 a 3kg/ano, que ainda não entraram no estirão esquelético; adolescentes em fase de crescimento rápido, em geral desproporcionados, desarmônicos, nos quais predomina o crescimento ósseo acelerado; adolescentes em fase de desaceleração do crescimento até a parada final. (Souza, 1989; Barros e Coutinho, 2001).

O conhecimento das modificações físicas que se instalam na adolescência é um aspecto importante tanto pelo profissional, como pelo próprio adolescente, conforme demonstrado nos casos seguintes:

Ana Júlia, a insuportável

Ana Júlia, de 16 anos, foi trazida contrariada à consulta por sua mãe, Dona Carolina, que a descreveu para o médico como uma "menina insuportável". A jovem é filha do primeiro casamento de Dona Carolina, que tem duas filhas gêmeas, de 5 anos, do casamento atual. Alega que Ana Júlia quase não sai do quarto, e quando o faz, maltrata as irmãs e é grosseira com o padrasto. Seu rendimento escolar vem caindo e seu humor oscila muito. Ao permanecer a sós com o profissional, confirma as queixas da mãe e mostra-se preocupada com a diferença de tamanho das mamas e irregularidade menstrual.

Daniel, tristeza e alegria

Daniel, de 13 anos, entrou no consultório acompanhado de sua mãe, que mostrou logo ao médico uma pequena mancha no braço, aparentemente sem importância, mas que motivou a vinda ao posto e o atendimento médico. Durante o relato da mãe, o médico notou bastante ansiedade em Daniel, traduzida por um olhar vivo, atento e inquieto, como se esperasse que sua mãe acabasse logo a explicação e saísse. Logo que isso aconteceu, falou, certificando-se de que a porta estava realmente fechada:

"– Doutor, estou arrasado! Não posso ter filhos, não posso ter relações com mulher, nunca vou poder casar!"

Daniel havia tracionado o prepúcio para baixo ao manipular o pênis, o que ocasionou uma situação de "parafimose leve" – apesar do prepúcio ter permanecido preso no sulco bálano-prepucial, não evoluiu com edema, dor ou desconforto; mas a visão da própria glande exposta de forma fixa, experiência inédita para esse adolescente, acarretou medo e desespero. Durante o exame físico, com tranqüilidade, o médico reduziu a parafimose, ensinando um pouco de anatomia e cuidados que o adolescente deve incorporar no dia-a-dia. Mais tarde recebeu um telefonema atencioso da mãe de Daniel, com elogios ao atendimento e impressionada com a alegria que o filho estava exibindo desde então.

PROBLEMAS CLÍNICOS COMUNS

Os problemas clínicos na adolescência podem ser divididos em três grandes grupos: as doenças agudas, as doenças crônicas e as doenças ou situações específicas da idade. Muitos adolescentes apresentam grande apreensão no que diz respeito a determinados sintomas, em geral mal definidos, correlacionando-os com doenças graves.

O caso seguinte ilustra uma destas condições:

Léo e os gases

Léo é um rapaz saudável e comunicativo, de 17 anos, excelente atleta com ótima compleição física. As únicas visitas ao serviço de saúde foram por apresentar episodicamente azia e queimação retroesternal, e freqüentemente sintomas nasais compatíveis com rinite alérgica. Não adere a tratamento para nenhuma das duas condições e nunca realizou investigação destes problemas. Apresentou queixa de aperto no peito há cinco dias, limitando a respiração. Seu melhor amigo havia apresentado pouco tempo antes episódio de arritmia com baixo débito, e realizou há mais ou menos quinze anos correção de uma comunicação interventricular com sucesso. Léo, ao ser atendido, relatou trauma torácico durante uma partida de futebol quinze dias antes, e seu diagnóstico foi firmado como osteocondrite de costela. Apesar de ter realizado corretamente o tratamento sugerido (antiinflamatório sublingual com leite e gelo local), evoluiu com piora durante a madrugada, referindo dor, dormência no ombro esquerdo, sensação de sufocação e dificuldade de respirar. Ao amanhecer, foi trazido à Unidade de Saúde pelo agente de saúde e pela mãe, ambos assustados, já que, apesar de no início julgarem tratar-se de gases, "parecia ser coisa pior".

Após atendimento pelo médico da equipe, constatou-se que a ausculta, a pressão arterial, o pulso e o restante do exame físico de Léo estavam normais. Não apresentava febre, tosse, coriza, dispnéia, cianose ou diarréia. Negava problemas emocionais e parecia ansioso e inquieto com o que estava sentindo. O médico, então, após medicá-lo com analgésico injetável, solicitou a realização de radiografia de tórax e eletrocardiograma, que resultaram normais. Léo permaneceu sintomático, pálido, referindo boca seca e náuseas, o que fez com que o médico ministrasse a ele um medicamento procinético por via oral – bromoprida em comprimido. Após cerca de 30 minutos apresentou melhora progressiva, tendo voltado para casa bastante aliviado duas horas depois com prescrição de omeprazol e dieta. Ficou acertado um retorno à Unidade para reavaliação e investigação posterior.

Nas enfermidades de curso crônico, aquelas que o adolescente traz da infância ou que surgem nesta época, é de boa norma a observação de alguns pontos fundamentais: o estigma da doença crônica, adesão ao tratamento prolongado (disciplina) e a baixa auto-estima do paciente. Faz-se necessário vínculo adequado entre os profissionais de saúde e o adolescente e sua família, para que os objetivos do plano terapêutico sejam atingidos. Obter motivação diante do tratamento, monitorizá-lo, fornecer farto esclarecimento em relação ao diagnóstico e evolução, proporcionar acompanhamento sistemático e apoio emocional são condições básicas para o seguimento de pacientes com problemas crônicos. Muitas vezes o adolescente necessita da assistência de vários especialistas, mas precisa com a mesma intensidade do profissional de referência, aquele que o orienta e o acompanha do ponto de vista clínico. O médico deve entender o momento delicado que vive o paciente adolescente com doença crônica: a par das transformações corporais intensas e rápidas, que acarretam lutos importantes, a concomitância da "crise da adolescência" com o diagnóstico de afecção de curso crônico sugerindo "crise sobre crise". *Diabetes mellitus*, artrite reumatóide, febre reumática, asma, algumas doenças crônico-degenerativas, síndromes, displasias ósseas, seqüelas de doenças da infância são alguns exemplos de afecções deste grupo.

Um elenco de situações acomete especificamente o adolescente – são afecções pouco freqüentes em outras faixas etárias, e muitas vezes guardam relação direta com as atividades e acontecimentos típicos desta fase. Acne, apofisites de tração (doença de Osgood-Schlatter, entesites), anormalidades do desenvolvimento puberal, dores recidivantes, transtornos alimentares, doenças sexualmente transmissíveis, gravidez, violência, abuso e dependência de drogas são exemplos de demandas que fogem à rotina habitual dos ambulatórios, e que originam sensação de impotência por parte dos profissionais de saúde. Começam a surgir queixas vagas, quadros mal definidos, muitas vezes associados a eventos que acarretam ansiedade e que fogem à rotina, como semana de provas na escola, proximidade do vestibular, viagens, problemas familiares e outros (Neves Filho, 2002).

A gravidez na adolescência constitui uma situação à parte e é alvo de estudos em todo o mundo. Pesquisa-se se a condição de duplo anabolismo, resultante da gestação em um corpo ainda em desenvolvimento, pode ser deletéria para uma das partes envolvidas ou para ambas. Enquanto os trabalhos exibem resultados não conclusivos, sedimenta-se a certeza de que as maiores e mais importantes conseqüências da gravidez na adolescência estão na área psíquica e social. Uniões precipitadas e posteriormente desfeitas, tentativas de abortamento, abandono dos estudos e/ou trabalho, dissolução da unidade familiar e queima de etapas na adolescência dominam esta cena. Em geral, os fatores que atuaram proporcionando a gravidez não são afastados, permanecendo a jovem mãe vulnerável, reincidindo não raro com outros parceiros.

AÇÕES PREVENTIVAS NA ADOLESCÊNCIA

Há cerca de 30 anos são implementados programas de atenção ao adolescente no Brasil, contemplando um grupo importante que, por apresentar características próprias e marcantes, permanecia à margem das ações de saúde. Nesta parcela da população, é notório o aumento de problemas potencialmente evitáveis por meio de medidas de promoção de saúde e prevenção de acidentes e agravos. Portanto, parece clara a importância da inclusão de medidas preventivas como componente fundamental da prática assistencial (Grossman et al., 2001).

A Associação Médica Americana (1997) preconiza que as visitas de rotina dos adolescentes aos serviços de saúde constituem oportunidades ímpares para uma abordagem integrada e holística, contemplando aspectos fundamentais nesta faixa etária: reforçar mensagens de promoção de saúde; identificar adolescentes e jovens que estejam sujeitos a comportamentos de risco; promover imunização adequada; e desenvolver vínculos que favoreçam um diálogo aberto sobre questões de saúde.

É de suma importância conseguir um "salto de qualidade" em relação à visão de saúde do adolescente: fazer com que se tornem ativamente participantes nas decisões pertinentes aos cuidados de saúde. Para atingir esta meta, é necessário esclarecer o paciente sobre vários pontos: crescimento físico; desenvolvimento psicossocial e sexual; alimentação saudável e prevenção das "doenças degenerativas" (hipertensão, diabetes, enfarte em jovem, hipercolesterolemia, obesidade, constipação intestinal, câncer de cólon e reto, osteoporose, alergias); atividade física aeróbica e regular (além de coadjuvante da saúde em geral, exerce papel como fator de socialização); prevenção de acidentes de trânsito e situações de violência; uso de cigarros, álcool, drogas, anabolizantes, anorexígenos e remédios em geral; práticas sexuais responsáveis e seguras; e cuidados com a saúde oral (Ruzany e Swarcwald, 2000; Saito, 2001).

É de interesse a adoção da classificação da adolescência pela Organização Mundial da Saúde (OMS, 1977), com fins didáticos e para direcionar melhor os tipos de atividades e mensagens educativas. Três grupos de adolescentes apresentam características bastante distintas no atendimento: 10 a 14 anos, adolescência inicial; 15 a 16 anos, adolescência média; 17 a 19 anos, adolescência tardia (Souza, 1989).

No caso da Estratégia Saúde da Família (Programa de Saúde da Família – PSF), há necessidade de captação da população adolescente da área de abrangência da equipe, que deve explorar o cadastramento das famílias e propor atendimento sistemático – "puericultura de adolescentes" – a partir de 10 anos de idade. Tal iniciativa permite o estabelecimento de vínculo com o paciente e sua família, além da programação de atividades variadas, como grupos informativos, palestras, grupos de discussão, contatos com a escola e mobilização comunitária. A procura espontânea pelo serviço de saúde é maior pelos adolescentes mais jovens, em geral trazidos pelos pais. As mulheres em busca de assistência ginecológica ou obstétrica dividem com este grupo a maior demanda. Queixas comportamentais (trazidas pelos pais) e relativas à sexualidade (verbalizadas pelos pacientes, quando à vontade) são mais freqüentes do que as queixas orgânicas.

A captação dos jovens no PSF possibilita a implementação de ações de promoção da saúde. A instituição da "puericultura da adolescência" poderia ser boa opção. A partir, por exemplo, do cadastramento de indivíduos da área de abrangência de uma equipe de Saúde da Família entre 10 e 20 anos incompletos, um atendimento programado a cada quatro meses (três meses na época do estirão) possibilitaria o acompanhamento do crescimento e desenvolvimento, formação de grupos informativos, orientações aos pais, detecção precoce de desvios da normalidade e formação de vínculo adequado entre a família, o adolescente e a equipe de saúde. A orientação antecipatória fornece, em geral, conhecimentos e ferramentas para o adequado manejo de situações geradoras de crise na família e proporciona condições de enfrentamento de eventos potencialmente patológicos.

CONSIDERAÇÕES FINAIS

Há evidência de que o contato de profissionais preparados na assistência de adolescentes contribui para resultados positivos (Saito, 2001). As situações relatadas ilustram o trabalho dos profissionais que lidam diariamente com pacientes adolescentes, acolhendo e respeitando suas dúvidas e expectativas em relação às condições mais variadas e, muitas vezes, inusitadas. Profissionais capacitados, honestos e bem intencionados são capazes, sem sombra de dúvida, de proporcionar bem-estar, informação e estímulo para os jovens.

Situações corriqueiras ou transitórias e benignas podem trazer grande apreensão e gerar desconforto e desarmonia familiar, quando não esclarecidas. A relação entre o paciente e o médico tem enorme influência sobre o bem-estar e a saúde, trazendo satisfação para ambos, quando se estabelece de forma adequada. As habilidades de comunicação condicionam a qualidade desta relação, e podem ser ensinadas, estimuladas e desenvolvidas desde os primeiros contatos dos alunos de Medicina com seus professores e pacientes, condição pouco explorada nos nossos atuais cursos de formação.

REFERÊNCIAS BIBLIOGRÁFICAS

Associação Médica Americana. Guidelines for Adolescent Preventive Services. *Arch Pediatr Adolesc Med*, Feb, 1997; 151(2), 123-128.

Barros RR & Coutinho MFG. A Consulta do Adolescente. **In:** Coutinho MFG, Barros RR. (Eds.). Adolescência: uma abordagem prática. (pp 3-14). São Paulo: Editora Atheneu, 2001.

Casas RJ & Ortega MM. Entrevista al adolescente. **In:** AEPap (Ed.). Curso de actualización Pediatria 2003 (pp. 269-274). Madrid: Exlibris Ediciones, 2003.

Di Loreto ODM. Do psiquiatra infantil ao pediatra. **In:** Murahowschi J. (Ed.). *Pediatria: diagnóstico+tratamento.* (pp 34-36) São Paulo: Sarvier, 1979.

ECOS. Adolescência e Drogas: uma metodologia de trabalho preventivo em DST/ aids e uso indevido de drogas. São Paulo: (Projeto Amor à Vida/UNICEF), 1999.

Grossman E, Ruzany MH & Taquette ST. A consulta do adolescente e jovem. **In:** Ruzany MH, Grossman E. (Eds.). A saúde de adolescentes e jovens: competências e habilidades. Brasília DF: MS, 2001.

Herculano-Houzel S. O cérebro em transformação. Viver Mente e Cérebro, ano XIV (155), 56-63, 2005.

Neves Filho AC. Atendimento ao adolescente. *Rev Ped Ceará*, 2004; 5(1), p. 38-46.

Neves Filho AC. Adolescência – problemas clínicos. *Rev Ped Ceará*, 2002; 3(3), p. 124-125.

Organización Mundial de la Salud. Necesidades de la salud de los adolescentes. Informe de Comitê de Expertos de la OMS, 1977. Genebra: OMS; 55p. (Série de Informes Técnicos, 609).

Ruzany MH & Swarcwald C. Oportunidades Perdidas na Atenção ao Adolescente na América Latina. Adolescência Latino Americana, 2(1), 26-35, 2000.

Saito MI. Atenção Integral à Saúde do Adolescente. **In:** Saito MI, Silva LEV. (Eds.). Adolescência: prevenção e risco (pp. 199-205). São Paulo: Editora Atheneu, 2001.

Souza RP. Abordagem do adolescente. **In:** Souza RP, Maakaroun MF. (Coords.). Manual de adolescência (pp. 1-7). Rio de Janeiro. Sociedade Brasileira de Pediatria, 1989.

Capítulo 7

HABILIDADES DE COMUNICAÇÃO NA CONSULTA COM ADULTOS

• José Batista Cisne Tomaz

"Escute seu paciente.
Ele lhe dará o diagnóstico."

René Laennec

INTRODUÇÃO

Este capítulo aborda as habilidades de comunicação na consulta com adultos. Boa parte dos conceitos, das características e de outros aspectos relacionados à relação médico-paciente e às habilidades básicas de comunicação utilizadas numa consulta, de maneira genérica, é apresentada em capítulos anteriores. Portanto, muito do que é expresso noutros segmentos deste livro, de uma maneira geral, se aplica à relação com o paciente nessa faixa etária. De fato, é assim que esse tema é apresentado na literatura, incluindo livros e periódicos. A descrição e análise dos modelos de relação médico-paciente, a estrutura da consulta médica, as habilidades de comunicação, dentre outros, se referem ao paciente adulto. A discussão da comunicação médico-paciente nas outras faixas etárias – criança, adolescente e idoso – aparece separadamente, como algo específico. Por isso, optamos por, neste capítulo, fazer breve revisita aos temas mais genéricos já abordados em outros capítulos deste livro, tendo como pano de fundo o paciente adulto, e explorar as habilidades de comunicação com o paciente em algumas situações especiais, o que achamos ser de interesse para o leitor.

Faremos inicialmente ligeira discussão sobre alguns fatores que podem influenciar a comunicação com o paciente.

FATORES QUE PODEM INFLUENCIAR A COMUNICAÇÃO COM PACIENTES ADULTOS

Nesta seção, discutiremos alguns fatores que podem influenciar a comunicação entre e o médico e o paciente adulto. São fatores relacionados ao paciente, ao médico e ao próprio ambiente de consulta. Como veremos no decorrer deste capítulo, é de fundamental importância que o médico conheça bem esses fatores e sempre os leve em conta na sua prática clínica ao comunicar-se com seu paciente.

Fatores relacionados ao paciente adulto

Considera-se adulto aquele que se encontra na fase da vida entre o final da adolescência e o início da terceira idade, incluindo homens e mulheres, ou seja, indivíduos entre 20 e 60 anos. Os adultos, principalmente as mulheres, são a maior parte da população que procuram os serviços de saúde.

Há algumas características específicas nessa faixa etária que diferem da relação entre o médico e a criança (ou os pais), os adolescentes e os idosos. Numa relação *ideal,* o médico e o paciente adulto (como talvez, em qualquer relação entre profissional e cliente adulto) deveriam saber claramente que ambos têm diferentes funções e posições, mas, que no geral não há (ou não deveria haver) superioridade nem inferioridade. Normalmente, não é o mesmo que acontece na relação com crianças e, até certo ponto, com os idosos.

Parafraseando Malcom Knowles (Knowles, 1984), proponente da teoria da Andragogia (supostamente o equivalente "adulto" da pedagogia), o indivíduo adulto, em princípio, é um ser "autodirigido" (*self-directed*) e sempre espera poder tomar suas próprias decisões. Como vimos no capítulo 3, o médico, em particular na fase do aconselhamento, pode assumir o papel de instrutor e/ou de consultor, tendo que não só "transmitir" algumas informações mas também "ensinar" ou "instruir" o paciente. Por isso achamos que, na relação médico-paciente adulto, onde ocorre muita troca de informações e até mesmo de "aprendizagem", deve-se levar em consideração esse aspecto fundamental. Há vários princípios envolvidos na Andragogia (Atherton, 2003). Analisemos mais detalhadamente três dos mais importantes – o papel da experiência, a aplicabilidade da informação e a motivação – fazendo um paralelo ao contexto da relação médico-paciente adulto.

Papel da experiência

Os adultos são portadores de uma experiência que os distingue das crianças e dos jovens. Em numerosas situações, são os próprios adultos com a sua experiência que constituem um dos recursos mais ricos a ser explorado numa relação médico-paciente, em especial quando se adota uma abordagem centrada no paciente (Rogers, 1951). Por exemplo, se um paciente adulto com diagnóstico de *diabetes mellitus* já teve contato com pessoas diabéticas ou mesmo já é portador dessa patologia há algum tempo, já traz consigo uma série de experiências relacionadas a essa doença, um conjunto de conceitos e/ou preconceitos, alguns deles equivocados, o que pode influenciar sobremaneira na sua atitude diante da doença e no seu "aprendizado" sobre ela. O médico deve, portanto, compreender esse fato e utilizar-se da experiência prévia do paciente adulto, seja ela positiva ou negativa, correta ou incorreta, para que o ajude a fazer uma abordagem mais personalizada e para que o paciente apreenda com maior facilidade as informações sobre a doença e adira melhor ao tratamento.

Aplicabilidade da informação

Para que o adulto aprenda uma informação ou realize alguma ação, é preciso que compreenda sua utilidade para melhor afrontar problemas reais da sua vida pessoal e profissional. Assim, é recomendado que o médico, ao passar alguma informação para o paciente adulto (por exemplo, "coma com pouco sal"), o faça explicando a utilidade prática dessa informação.

Motivação

Os adultos são sensíveis a estímulos de natureza externa (elogios etc.), mas são os fatores de ordem interna (*motivação intrínseca*) que motivam o adulto para a aprendizagem (satisfação, auto-estima, qualidade de vida etc.) (Goecks, 2003).

A maturidade da fase adulta traz certa independência. As experiências proporcionam aprendizados, os erros trazem vivências que marcam para toda a vida. Os adultos são, pois, capazes de criticar e analisar situações, fazer paralelos com as experiências, aceitar ou não as informações que lhes chegam, seguir ou não as orientações médicas, dependendo de sua motivação.

Na maior parte das situações, o paciente adulto tem profunda necessidade de ser autodirigido; por isto, o papel do médico é engajar-se no processo de mútua investigação com o paciente e não apenas transmitir-lhe ou impor-lhe as informações e recomendações.

Como expresso no capítulo 3 deste volume, não basta que o médico dê um conselho de qualidade. Para ser eficaz, o paciente tem que aceitá-lo. Assim, os casos de queixas/problemas QA e Aq, nos quais a aceitação pelo paciente tem uma importância fundamental, exigem algumas mudanças importantes no comportamento e no pensamento dos pacientes. Isso geralmente leva à resistência, principalmente quando o paciente não percebe inteiramente as conseqüências da mudança. Aqui, o médico deve utilizar boa parte de seu repertório de habilidades de comunicação, *motivar* seu paciente para que seu conselho seja aceito.

Por outro lado, há que se considerar uma série de importantes alterações psicológicas que ocorrem quando o indivíduo adulto adoece, cuja compreensão é fundamental para a construção de uma boa relação médico-paciente adulto. Uma dessas alterações mais importantes é a regressão. Segundo Martins (1993), quase todas as pessoas, principalmente os adultos, quando vão à consulta médica, entram em regressão, mostrando-se com um nível de comportamento inferior ao seu habitual. Além da regressão, o adulto pode apresentar outras reações importantes diante da doença, como negação, raiva, ansiedade e depressão (Lloyd e Bor, 1996). Tais reações dependem da personalidade, educação, classe social, formação ética e cultural e experiências de vida do paciente adulto e têm influência direta na forma como ele se comunica. No capítulo 10, os aspectos culturais da relação médico-paciente são apresentados em detalhe.

Outros fatores relacionados ao paciente adulto, de ordem mais prática, podem influenciar a comunicação: o problema que ele deseja discutir, sua expectativa do que o médico irá fazer, geralmente baseado em sua experiência prévia ou atual com a atenção médica e como ele percebe o papel do médico.

Fatores relacionados ao médico

Há médicos que, por natureza, têm mais facilidade de comunicação. Outros são menos comunicativos. Há médicos que, mesmo sendo comunicativos,

ESTRUTURA DA CONSULTA **163**

têm maior facilidade de comunicar-se com crianças ou adolescentes ou idosos. Outros preferem os adultos. Deve ser ressaltado, no entanto, que comunicação é algo que pode (e deve) ser treinado. A formação médica envolve o desenvolvimento de conhecimentos, habilidades e atitudes apropriados. Dentre as habilidades, as de comunicação com o paciente são de muita relevância para a prática clínica. Além disso, o treinamento das habilidades de comunicação deve ser específico, inclusive quanto à faixa etária do paciente, pois há particularidades em cada uma delas, em contexto prático.

A habilidade de comunicação do médico depende, além da sua personalidade e da sua formação ética e cultural, de outros fatores, incluindo o treinamento prévio em habilidades de comunicação, fatores físicos (por exemplo, cansaço) e fatores psicológicos (por exemplo, ansiedade). Há também, naturalmente, certas características do médico que facilitam uma boa comunicação com seu paciente, em particular, o paciente adulto, como empatia, simpatia e honestidade (Fraser, 1999).

Fatores relacionados ao ambiente da consulta

A maior parte das consultas com adultos ocorre no consultório médico, junto ao leito hospitalar ou mesmo no domicílio. Pode-se pensar, de princípio, que o ambiente físico não tem importância nenhuma na consulta com o paciente adulto. Independentemente do local, porém, é fundamental que esforços sejam feitos para que alguns fatores que influenciam a qualidade da comunicação médico-paciente sejam trabalhados. Na consulta pediátrica (capítulo 5), é comum e recomendável que o ambiente seja decorado com brinquedos e figuras infantis, para que a criança se sinta em um ambiente familiar e colabore com o profissional, deixando-se ser examinada com calma. No caso do idoso (capítulo 8), há toda uma preocupação com o ambiente não só do consultório, como também com o acesso, por motivos de segurança e para evitar possíveis acidentes.

E no caso do adulto, há alguma diferença? De fato, um dos aspectos que mais pode influir na comunicação médico-paciente adulto, em termos de ambiente, é a privacidade (Lloyd e Bor, 1996). Se o paciente não tem a segurança de que mais ninguém, além do médico, pode ouvir seu relato, é pouco provável que ele se sinta à vontade para falar de aspectos pessoais, por exemplo. Outros fatores, como disposição das cadeiras e mesa e conforto, também podem influir na comunicação entre o médico e o paciente adulto. É recomendado que o médico, no consultório, coloque sua cadeira lateralmente assim como a do paciente, de modo que a mesa não sirva como uma barreira entre os dois. A cadeira do acompanhante, quando presente, deve ficar um pouco mais afastada para que o paciente assuma o relato de seu problema e não haja constantes interferências por parte do acompanhante, o que é muito prejudicial para a relação médico--paciente. Veja figura 7.1.

Quando a consulta ocorrer junto ao leito hospitalar ou mesmo domiciliar, o médico deve evitar fazer a entrevista em pé. Isso pode aumentar o sentimento de vulnerabilidade do paciente. É recomendado que o médico sente-se próximo ao paciente de modo que fique no mesmo nível. Por fim, um ambiente bem iluminado e com boa temperatura facilita uma boa comunicação.

A CONSULTA COM PACIENTES ADULTOS

A consulta é descrita como a unidade essencial da prática clínica (Spence, 1960 citado em Fraser, 1999), seja no ambulatório ou no ambiente hospitalar. Realizar uma boa consulta talvez seja uma das atividades mais relevantes da prática médica. Todas as outras ações, de alguma maneira, derivam dela.

Nesta seção, fazemos uma revisita à discussão em torno da consulta médica com foco na consulta com pacientes adultos. Inicialmente, procederemos a uma breve referência aos modelos de relação médico-paciente, enfatizando o que mais se adequa ao contexto da consulta com adultos. Em seguida, apresentamos as abordagens que podem ser utilizadas em uma consulta com pacientes adultos. Depois, descrevemos a estrutura da consulta com adultos, focando as habilidades de comunicação necessárias para cada etapa, incluindo o início da sessão, o estabelecimento da relação, a coleta das informações e o exame físico, a explicação e planejamento das ações a serem realizadas e o encerramento da sessão.

ESTRUTURA DA CONSULTA **165**

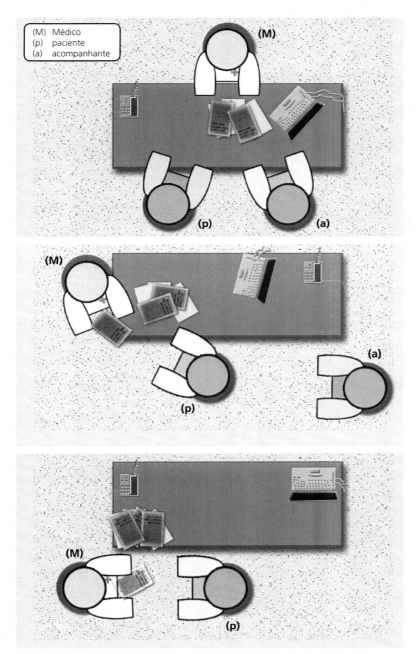

Figura 7.1 – Influência da disposição dos móveis na comunicação entre médico e paciente.

Os modelos de relação profissional-paciente adulto

Para entendermos como ocorre a relação médico-paciente adulto no contexto de uma consulta, é preciso que estejamos conscientes de que há diferentes modelos e formas que essa relação pode adotar. No capítulo 3, foi discutido um modelo para ajustar o método de aconselhamento ao tipo de problema ou pedido de conselho do paciente. Esse modelo se baseia em três fatores interligados, a saber:

1. o tipo de queixa/problema;
2. o papel do médico; e
3. a expectativa do paciente.

Na realidade, há outros modelos que levam em consideração, além de alguns desses fatores, outros elementos que podem ter influência direta ou indireta na relação, como o tipo de doença (aguda ou crônica), a fase de estabelecimento da própria relação (ou consulta) e as correspondentes condições psicológicas do paciente e do médico. Dentre esses modelos os mais clássicos são os propostos por Szasz e Hollender, Von Gebsattell e Tatossian (Schneider, 1974), que constituem, na realidade, três ângulos de um mesmo fenômeno.

Há ainda outra proposta mais recente de modelos, elaborada por Emanuel e Emanuel (1992). Os autores descrevem quatro modelos de relação médico-paciente: 1. paternalista; 2. informativo; 3. interpretativo; e 4. deliberativo. Tais modelos são baseados em quatro aspectos: a) os objetivos da interação médico-paciente; b) os papéis do médico; c) o papel dos valores do paciente; e d) a concepção da autonomia do paciente.

De fato, temos de entender que tais modelos são protótipos, descrições teóricas, estanques, da relação médico-paciente e que, na prática, não podem descrever nenhuma relação real entre médico e paciente. Apenas destacam diferentes visões sobre as características essenciais de tal interação em diversas situações clínicas. Por outro lado, é fundamental compreendermos que a comunicação médico-paciente depende intrinsecamente do modelo de relação adotado. Uma detalhada descrição desses modelos é apresentada em Schneider (1974) e Emanuel e Emanuel (1992).

A consulta centrada no paciente adulto

A abordagem da consulta com o adulto mais eficaz é a centrada no paciente em vez da da centrada no médico (Fraser, 1999). Na abordagem centrada no paciente a consulta é vista mais como um diálogo. Segundo Silverman, Kurtz, Draper (1998), esta abordagem promove o que eles chamam de parceria "colaborativa" (*collaborative partnership*), que é uma relação médico-paciente mais eqüitativa, ou seja, há uma mudança do balanço do poder do paternalismo médico em direção a uma reciprocidade maior. Esta abordagem estaria mais coerente com o Modelo Deliberativo da relação médico-paciente citado acima. O médico permite e encoraja o paciente a participar mais das decisões a serem tomadas e a expressar seus sentimentos e pensamentos sobre a doença e suas expectativas em relação ao médico e à própria consulta. Enquanto na abordagem centrada no médico, o profissional tende a ser autoritário, paternalista e dominador, o paciente tende a ser mais passivo e dependente. Esta abordagem estaria mais coerente com o Modelo Paternalista da interação médico-paciente. Além disso, os resultados de vários estudos experimentais sugerem que há significante relação entre a maneira na qual médico e pacientes se relacionam e se comunicam durante a consulta e o subseqüente estado de saúde dos pacientes (Kaplan et al., 1989). Os efeitos benéficos da consulta centrada no paciente ou os resultados deletérios da consulta centrada no médico foram demonstrados em diversos estudos envolvendo pacientes adultos com diferentes condições clínicas, em particular as cronicodegenerativas, como *diabetes mellitus* (Viinamaki et al., 1993; Kinmonth et al., 1999), hipertensão (Waeber, Burnier, Brunner, 2000) e câncer (Ford, Fallowfield, Lewis, 1996; Dowsett et al., 2000; Mager e Andrykowsk, 2002; Shilling, Jenkins, Fallowfield, 2003).

A estrutura da consulta com pacientes adultos e as habilidades de comunicação

A estrutura genérica de uma consulta e as habilidades básicas de comunicação necessárias para uma boa relação médico-paciente já foram abordadas em capítulos anteriores deste compêndio. De maneira geral, no caso da consulta com o paciente adulto, não há grandes diferenças. O modelo tradicional da consulta é estruturado classicamente em anamnese, exame físico, investigação laboratorial (quando necessária) e conduta terapêutica. Em outras palavras, o paciente traz ao médico seus problemas, geralmente em forma de queixas ou sintomas, suas ansiedades em relação a esses problemas e suas preocupações sobre outros aspectos de sua vida. O médico, utilizando todo seu conhecimento e habilidades, tem o papel de processar todas as informações coletadas e observadas, usualmente em forma de um diagnóstico, para depois, em colaboração com o paciente, traçar um plano de enfrentamento de cada problema detectado.

De maneira mais detalhada, alguns autores, como Pendentlon et al. (1996), em seu livro *The Consultation: an approach to learning and teaching,* propõem um conjunto de tarefas que, juntas, formam abrangente e coerente conjunto de objetivos de uma consulta eficaz (incluindo a consulta com o paciente adulto). Outra proposta de tarefas a serem cumpridas numa consulta um pouco mais simples e prática é a apresentada no *Guia de Observação de Calgary-Cambridge,* desenvolvida para o treinamento de habilidades de comunicação (Silverman, Kurtz e Draper,1998). O guia inclui cinco tarefas:

1. iniciar a sessão;
2. coletar informação;
3. construir a relação;
4. explicar e planejar;
5. encerrar a sessão.

Para cada tarefa a ser realizada, o médico deverá utilizar uma série de estratégias (plano global) e habilidades específicas (comportamentos), incluindo as habilidades de comunicação básicas de ouvintes, seletivas e não seletivas, descritas no capítulo 2, e os modelos e métodos de aconselhamento, apresentados no capítulo 3 e, anteriormente, neste capítulo.

Competências e habilidades de comunicação relevantes para a consulta com adultos

De acordo com Fraser et al. (1994), para realizar uma consulta efetiva (incluindo a consulta com adultos), o médico precisa ter as seguintes categorias de competências:

1. entrevista/coleta da história clínica;
2. exame físico;
3. condução do caso (*patient management*);
4. solução de problemas;
5. relação/comunicação com pacientes;
6. cuidado preventivo;
7. registro/relato escrito.

Para cada uma dessas categorias de competências há um conjunto de habilidades que o médico deve dominar, como *habilidades interpessoais* (capacidade para comunicar-se e estabelecer relações com pacientes), *habilidades de raciocínio clínico* (capacidade para coletar informações apropriadas, interpretá-las e então aplicá-las no diagnóstico e tratamento) e *habilidades práticas* (capacidade para realizar exame físico e utilizar instrumentos médicos). Focalizaremos neste capítulo os dois primeiros grupos de habilidades, seguindo a lógica das cinco tarefas propostas pelo *Guia de Observação de Calgary-Cambridge* e tomando como base os exemplos dados por Silverman, Kurtz e Draper (1998), adaptados ao nosso contexto. Algumas habilidades relacionadas à terceira tarefa – construir a relação – são apresentadas em conjunto com as outras tarefas, já que ela é realizada de maneira contínua no decorrer da consulta.

Iniciando a sessão

O início da consulta é vital para o sucesso da comunicação médico-paciente (Silverman, Kurtz e Draper, 1998). A primeira habilidade ao começar a consulta com adultos é *estabelecer um clima inicial de harmonia (rapport)*. Para isso, o médico deve saudar o paciente e apresentar-se. De preferência, é aconselhado que o médico receba o paciente à porta do consultório, cumprimente-o com um aperto de mão, olhando-o nos olhos e sorrindo, e faça uma saudação verbal, como:

– *"Olá, sou Dr. Marcos Pereira, por favor entre e sente-se."*

Em algumas situações, como em hospitais ou policlínicas especializadas, onde o médico e paciente encontram-se pela primeira vez, é aconselhável que o médico explique também o seu papel naquele encontro. Por exemplo:

– *"Olá, sou Dr. Roberto Sousa. Por favor, entre e sente-se. Sou cardiologista deste hospital. Dr. Pedro Nobre, seu médico de família, pediu-me para examiná-lo!"*

Nas situações em que o médico não conhece o paciente, é interessante que cheque, olhando na ficha clínica, o nome do paciente, perguntando ainda como o paciente gostaria que fosse chamado, por exemplo:

– *"Olá, sou Dr. Roberto Sousa............... Só para checar, você é o Sr. Joaquim Maciel Lima, não é? (Pausa). Como você prefere que o chame?"*

Os outros dados que compõem a identificação do paciente, como idade, estado civil, endereço, ocupação, podem ser checados pelo médico, mas é preferível que seja feito no decorrer da entrevista, para evitar uma lista de perguntas, o que não é uma boa maneira de iniciar a entrevista.

Nesse contato inicial, é importante também que o médico demonstre interesse e respeito por meio de comportamentos verbais e não-verbais e tente colocar o paciente de maneira confortável (veja item "Fatores relacionados ao ambiente da consulta", na página 163 deste capítulo).

O próximo passo é identificar a(s) razão(ões) para consulta. Quatro habilidades de comunicação podem ajudar o médico nesta tarefa: utilizar questões abertas (por exemplo, *Em que posso ajudá-lo? Diga-me o motivo pelo qual você me procurou? O que você gostaria de discutir hoje?*), escuta atenta (escutar atentamente, sem interromper o paciente ou direcionar a resposta do paciente), fazer uma triagem (*screening*), checando e confirmando a lista de problemas ou questões que o paciente deseja discutir (por exemplo, *Há alguma coisa mais que você gostaria de discutir hoje?*) e estabelecer uma agenda (negociar uma agenda e formato da entrevista, levando em conta as necessidades do paciente e do médico). Há quatro habilidades específicas que ajudam na capacidade de escutar atentamente: silêncios (*wait time*), incentivos mínimos, comportamentos não-verbais, principalmente contato visual, e observação dos comportamentos verbais e não-verbais do paciente (veja capítulo 2 para detalhes).

Coletando as informações

Vários estudos clínicos mostram exaustivamente que a história clínica contribui com cerca de 60 a 80% das informações necessárias para o diagnóstico

(Silverman, Kurtz e Draper, 1998). McWhinney (1989) e seus colegas da Universidade de Western Ontário, do Canadá, propuseram o que eles chamaram de "método clínico transformado", também chamado de "entrevista clínica centrada no paciente", na qual o médico procura entender não só a doença mas também seu paciente como um todo, investigando aspectos psicológicos e os relacionados à condição socioeconômica, por exemplo. A coleta de informações nessa abordagem requer do médico pelo menos três grupos de habilidades de comunicação: exploração dos problemas, compreensão das perspectivas do paciente e estruturação da consulta. O capítulo 2 aborda uma série de habilidades básicas de ouvintes, necessárias para a elucidação dos problemas. Faremos aqui breve discussão dessas habilidades no contexto da consulta com adultos.

Exploração dos problemas

Uma forma bem recomendada para iniciar a exploração dos problemas é estimular a narrativa do paciente e utilizar questões abertas, por exemplo:

— *"Quer dizer que você está com dor de cabeça. Por favor, fale-me sobre ela desde quando iniciou".*

Assim, deixa-se o paciente mais à vontade, o que é bem positivo na construção da relação médico-paciente. Enquanto o paciente faz o relato, o médico deve escutá-lo atentamente. Sempre que necessário, o médico pode utilizar comportamentos verbais ou não-verbais para estimular o paciente a continuar a contar sua história, como gestos encorajadores, silêncios, repetição e parafraseamento. Veja abaixo um diálogo entre médico e paciente que exemplificam essas habilidades:

Médico: *"Conte-me sobre as dores de cabeça que a Sra. vem sentindo"* (Questão aberta)

Paciente: *"Bem, eu venho sentindo dores de cabeça há mais ou menos duas semanas. Eu sempre tenho dores de cabeça, mas não tão forte como agora. Dói mais aqui (apontando para a região temporal esquerda). Normalmente, eu tomo aspirina e passa, mas agora não! Também venho sentindo tonturas e uma gastura no estômago".*

Médico: *"Entendo..., continue"*. (Encorajamento).

Paciente: *"Bem, estou muito preocupada com essas dores, com medo que possa ser algo pior!"* (Com lágrimas).

Médico: (silêncio, acompanhado com contato visual).

Paciente: *"Acho que pode ser um tumor, e o pior possa acontecer!"*

Médico: *"Que o pior possa acontecer?"* (Repetição).

Paciente: *"Sim, doutor, tenho medo de morrer. Tenho dois filhos pequenos para criar"*.

Quando algumas questões importantes não forem suficientemente examinadas, o médico pode ser um pouco mais diretivo e estimular o paciente para falar mais sobre elas. Encorajamentos verbais na forma de frases ou questões abertas podem ser utilizados, por exemplo:

— "A Sra. mencionou que já sentia dores de cabeça antes. Fale-me mais sobre isso".

Algumas questões ou termos utilizados pelo paciente podem ser vagos ou precisam esclarecimento adicional para o médico. Se for o caso, devem ser esclarecidos por meio de questões abertas, como:

— "A Sra. pode me explicar melhor o que quer dizer com gastura no estômago?"

Ou fechada:

— "Quando a Sra. diz que tem gastura no estômago, significa que a Sra. tem náuseas e vontade de vomitar?"

Outro aspecto importante nesta altura da conversa que melhora consideravelmente a precisão da consulta, são as datas dos eventos importantes da história do paciente. Se não estão claras, o médico deve perguntar, por exemplo:

— "A Sra. poderia me dizer precisamente quando os episódios de dores de cabeça começaram?"

Neste ponto da entrevista, o paciente já relatou uma série de informações sobre seus problemas. Para melhorar a exatidão das informações, é recomendado que, neste momento e periodicamente, no decorrer da entrevista, o médico faça um resumo de tudo o que foi dito, convide o paciente a corrigir possíveis interpretações erradas e prover novas informações. Por exemplo:

Médico: *"Posso checar se entendi direito até aqui? A Sra. costumava ter episódios de dor de cabeça que cediam com aspirina, mas há duas semanas vem sentindo fortes dores de cabeça no lado esquerdo associadas com tontura e mal-estar no estômago. É isso?"* (Pausa...).

Paciente: *"Sim, e estou muito preocupada, com medo que possa ser algo pior!"*

Lembramos que a abordagem da entrevista na consulta com adultos mais recomendada é a centrada no paciente, que permite ao médico explorar tanto as perspectivas do paciente como as suas. Neste momento, então, dando continuidade à exploração dos problemas, o foco da entrevista passa da perspectiva do paciente para a do médico, ou seja, a ênfase agora muda para a exploração de algumas facetas da história que podem não ter surgido espontaneamente. Para isso o médico deve procurar, de maneira gradual, passar a fazer questões um pouco mais fechadas, como:

Médico: *"Por acaso, a Sra. está passando por alguma situação de estresse nessas últimas semanas?"*

Paciente: *"Bem, meu marido perdeu o emprego recentemente e estamos em dificuldades financeiras".*

Outro aspecto que deve ser explorado sob a perspectiva do médico, o que sempre foi feito no método clínico tradicional, é a análise rigorosa de cada sintoma. Há dez variáveis, propostas por Macleod em 1964, que podem ser utilizadas para investigar cada sintoma: local, irradiação, caráter, severidade, duração, freqüência e periodicidade, horas mais comuns em que aparece, fatores que agravam, fatores que melhoram e fenômenos associados (Silverman, Kurtz e Draper, 1998). Aqui o médico deve utilizar a mesma estratégia de começar com algumas questões abertas e depois focalizar em questões fechadas, se necessário, como:

— *"A Sra. pode descrever melhor como são essas dores de cabeça?"*, ou
— *"As dores são em pontada ou latejantes?"*

Outro elemento que requer o uso de questões fechadas é a investigação funcional por órgãos e sistemas, também utilizado na abordagem do método clínico tradicional.

Finalmente, duas outras habilidades de comunicação podem ser utilizadas nessa fase de elucidação de problemas: a linguagem e o compartilhamento de sentimentos (Silverman, Kurtz e Draper, 1998). A linguagem deve ser clara, concisa, livre de jargões, principalmente quando o médico está diante de um paciente de cultura ou classe social diferente. (No item Comunicação médico-paciente adulto em situações especiais, pág. 183 e no capítulo 10 estes aspectos serão abordados em detalhes). Compartilhar sentimentos é também ótima estratégia para tornar o paciente mais aberto em seu relato, por exemplo:

– "Às vezes, dores de cabeça podem ser desencadeadas por estresse. Eu estava pensando se a Sra. acha que poderia ser esse o seu caso, já que está passando atualmente por uma situação de estresse".

Compreensão das perspectivas do paciente

Segundo Silverman, Kurtz e Draper (1998), há duas maneiras para explorar as perspectivas do paciente durante a entrevista: perguntando-lhe diretamente suas idéias, preocupações, expectativas e sentimentos ou observando algumas pistas verbais ou não-verbais dadas por ele durante a consulta. Apenas 6% dos médicos perguntam diretamente ao paciente sobre suas idéias, preocupações e expectativas sobre a doença (Tuckett, 1985 citado Silverman, Kurtz e Draper, 1998). Esta habilidade requer um cuidadoso *timing* e um criterioso uso das palavras. Vejamos alguns exemplos:

– "Diga-me o que a Sra. acha que pode estar causando essas dores de cabeça". (Idéias).

– "Há algo em particular que está lhe preocupando?" (Preocupação).

– "Qual seria, na sua opinião, a melhor maneira para enfrentar esse problema?" (Expectativa).

O médico deve estar atento para observar as pistas verbais e não-verbais (postura corporal, fala, expressão facial) do paciente para conseguir colher suas idéias, preocupações e sentimentos. Veja alguns exemplos práticos:

– *"A Sra. disse que estava preocupada que a dor de cabeça podia ser algo pior; o que você acha que pode ser e por quê?"* (Pista verbal).

– *Estou certo em pensar que a Sra. está preocupada com alguma coisa e não está tendo coragem de falar?* (Pista não-verbal).

Explorar o campo dos sentimentos do paciente adulto é geralmente uma tarefa muito difícil e requer do médico um conjunto de habilidades. Para descobrir e responder aos sentimentos do paciente, o médico pode utilizar as mesmas estratégias anteriormente apresentadas: observar os comportamentos verbais e não-verbais do paciente ou perguntar diretamente a ele (ver tópico *Exprimir sentimentos,* no capítulo 2). Vejamos alguns exemplos:

– *"Eu percebo que a Sra. está muito ansiosa por causa de seu problema. É isso mesmo? A Sra. gostaria de falar sobre isso?"* (Pista não-verbal).

– *"A Sra. mencionou que estava se sentindo muito abalada com a perda de emprego do seu marido. A Sra. gostaria de falar mais como vem se sentindo em relação a isso?"* (Pista verbal).

– *"Como a Sra. está se sentindo em relação a isso?"* (Questão direta).

Outra maneira para compreender a perspectiva do paciente em relação à sua doença é fazer uma pergunta aberta sobre como os sintomas e/ou a doença está afetando sua vida.

– *"A Sra. poderia falar como esse problema está afetando sua vida?"*

Estruturando a consulta

Uma efetiva estratégia para estruturar a consulta é fazer periodicamente um resumo sobre o que o paciente diz, tanto durante a entrevista (resumo interno) quanto no final (resumo final). Esta habilidade já foi exemplificada neste capítulo.

Outra habilidade que contribui para a estruturação da consulta é a sinalização (*signposting*), que é o uso de frases de transição entre uma etapa e outra da entrevista e a explicação do que será feito na próxima fase. A sinalização pode ser feita entre as etapas da consulta (por exemplo, o início da sessão e a coleta das informações) ou dentro da entrevista (por exemplo, entre diferentes partes da história clínica – do presente para o passado). Vejamos alguns exemplos:

– *"Como esta é a primeira vez que nos encontramos, seria interessante conhecer algumas informações sobre o seu histórico médico. Podemos fazer isso agora?"*

Construindo a relação

Como já expresso, a construção da relação é uma tarefa a ser realizada durante toda a consulta e é fundamental para uma boa comunicação entre o médico e o paciente adulto. Pelo menos três grupos de habilidades de comunicação estão envolvidos nesse processo: comunicação não-verbal, desenvolvimento de um clima de harmonia (*rapport*) e envolvimento do paciente. Na comunicação não-verbal, o médico deve demonstrar um adequado contato visual, uma correta postura corporal e utilizar apropriadamente o tom de voz. Além disso, ao tomar notas, ler ou usar o computador, deve ter o cuidado para não atrapalhar o diálogo. Deve ainda ter a capacidade para observar adequadamente as pistas não-verbais do paciente, como postura corporal, fala, expressão facial etc. No desenvolvimento do clima de harmonia, o médico deve ter atitude de aceitação, ou seja, reconhecer as visões e sentimentos do paciente, aceitá-lo como ele é, sem julgamentos. Deve também desenvolver uma posição de empatia e apoio, expressando interesse, disponibilidade para ajudar, reconhecendo os esforços do paciente para enfrentar o problema. Ainda deve refletir os sentimentos do paciente de maneira adequada, lidando de maneira sensível com as situações embaraçosas, dores físicas etc. Finalmente, para envolver o paciente, é recomendado que o médico compartilhe com ele seus sentimentos e pensamentos, explique-lhe todas as questões e informações sobre a doença e acerca dos procedimentos durante a consulta, incluindo o exame físico, e que seja gentil, sempre pedindo permissão ao fazer alguma ação que possa parecer invasiva ao paciente. Tais habilidades já foram bem descritas no capítulo 2.

Explicando e planejando

O capítulo 3 aborda uma série de habilidades básicas de comunicação necessárias para o aconselhamento ao paciente. Faremos aqui ligeira abordagem dessas habilidades no contexto da estrutura da consulta com adultos, utilizando o modelo "colaborativo" de explicação e planejamento (Silverman, Kurtz e Draper, 1998).

A explicação e o planejamento são de fundamental importância para o sucesso da consulta. Para Silverman, Kurtz e Draper (1998), "se a primeira metade da consulta representa as fundações da comunicação médica, a explicação e o planejamento são o topo". Se essa etapa não for muito bem conduzida, corre-se o risco de por a perder todo o esforço feito nas etapas anteriores da consulta.

Para a realização de uma adequada explicação, são necessários três grupos de habilidades de comunicação: prover informação na quantidade e tipo corretos, facilitar a lembrança e entendimento exato da informação, alcançar entendimento compartilhado, incorporando a perspectiva do paciente. Para um adequado planejamento, a principal habilidade é a tomada de decisão compartilhada. É bom lembrar que, consoante expresso no início deste capítulo, na maior parte das situações, o paciente adulto tem profunda necessidade de ser autodirigido; por isto, o papel do médico é engajar-se no processo de mútua investigação com o paciente e não apenas transmitir-lhe ou impor-lhe as informações e recomendações.

Provisão de informação na quantidade e tipo corretos

Em geral, os pacientes adultos querem mais informações, embora os médicos persistam em dar menos (Silverman, Kurtz e Draper, 1998). A forma, o tipo e a quantidade de informação dada pelo médico ou solicitada pelo paciente dependem de vários fatores, incluindo o modelo de relação médico-paciente adotado. No Modelo Deliberativo ou na Parceria "Colaborativa", mencionados anteriormente neste capítulo, a quantidade e o tipo de informação tendem a ser mais adequados. A primeira habilidade é dar informações em porções assimiláveis, checando sempre o entendimento e tentando usar as respostas do paciente como guia para como proceder. O médico deve também avaliar o conhecimento prévio do paciente, seja ele um professor universitário ou um trabalhador rural, sobre os aspectos relevantes relacionados à doença, perguntando, por exemplo:

> – *"Eu não sei o quanto a Sra. já sabe sobre enxaqueca. A Sra. poderia me dizer?"*

178 PRIMEIRA PARTE

É também importante checar o desejo do paciente de receber a informação e em que quantidade. Veja um exemplo:

– *"Há uma série de informações que eu gostaria de compartilhar com a Sra. sobre enxaqueca e os medicamentos para tratá-la. A Sra. gostaria de saber?"*

É interessante também que o médico pergunte diretamente ao paciente se há outras informações que lhe podem ser úteis, procurando identificar as necessidades de cada paciente. É comum que os pacientes tenham os seguintes questionamentos: o que está acontecendo, por que está acontecendo, por que comigo, por que agora, o que acontecerá se nada for feito, o que devo fazer etc.

– *"A Sra. gostaria de perguntar mais alguma coisa? Quer que eu explique algum ponto que não ficou claro para a Sra.?"*

Uma precaução que o médico deve ter em dar informação é evitar fazê-lo prematuramente. Isso pode comprometer a confiança do paciente. Vejamos como o médico deveria proceder na situação abaixo.

Paciente (nos momentos iniciais da entrevista): *"Doutor, será que eu preciso fazer uma tomografia?"*

Médico: *"É uma boa questão. A Sra. se importaria se eu lhe respondesse daqui a pouco, após eu colher mais informações e examiná-la? Assim eu posso lhe dar uma resposta mais adequada".*

Entendimento exato da informação por parte do paciente

Como dar informação ao paciente de modo que ele tenha facilidade para entender e lembrar posteriormente é outro desafio para o médico nessa fase da consulta. Recomenda-se que, primeiro, o médico organize suas explicações, ou seja, divida as informações em seções ou categorias e desenvolva uma seqüência lógica, como:

– *"Há três coisas importantes que eu gostaria de lhe explicar. Primeiro, dizer a minha hipótese sobre o seu problema, depois que exames a Sra. deverá fazer e em seguida que opções de tratamento existem e discutir com a Sra. o que mais se adequa ao seu caso. A minha hipótese é..."*

É fundamental também que as informações sejam dadas de maneira gradual, e que o entendimento do paciente seja freqüentemente checado antes de prosseguir com novas informações. Dependendo das reações do paciente, o médico vai vendo que tipo e quantidade de informações são necessários.

É aconselhável também que o médico repita as informações mais importantes e, periodicamente, faça um resumo do que ele disse até aquele momento. Pedir para o paciente repetir as informações com suas próprias palavras também é uma maneira efetiva de checar seu entendimento e facilitar a lembrança posteriormente. É importante também que o médico indique as informações mais relevantes, como: *"É muito importante que a Sra. se lembre disso..."* Cuidado especial deve ser dado à linguagem usada. O uso de jargão é o maior problema de comunicação médico-paciente e os pacientes raramente pedem esclarecimento para não parecer ignorante. Assim, a linguagem deve ser concisa, clara e sem jargão. Se o jargão for indispensável, o médico deve explicá-lo com termos mais simples.

Outra maneira para melhorar o entendimento do paciente e a posterior lembrança é o uso de materiais visuais, como diagramas, modelos, folhetos etc.

Incorporação da perspectiva do paciente

Não basta facilitar o entendimento e a lembrança das informações. É preciso que as informações dadas estejam coerentes com as perspectivas do paciente. Isso é importante para se descobrir seus pensamentos e sentimentos e para estimular uma interação mútua e não uma mera transmissão de via única. Para isso, é aconselhável que o médico procure esclarecer todas as idéias, preocupações, sentimentos e expectativas do paciente em relação à doença, como por exemplo:

> — *"A Sra. falou que estava preocupada que essas dores de cabeça pudessem ser um tumor no cérebro. Posso entender por que a Sra. pensou isso, mas, de fato, eu acho que a Sra. tem apenas uma enxaqueca.... deixe-me explicar por quê..."*

180   PRIMEIRA PARTE

Outra habilidade que pode ser utilizada é criar oportunidades e encorajar o paciente a participar, fazendo perguntas, buscando esclarecimentos ou expressando dúvidas, como: *"Há alguma coisa que eu não lhe tenha explicado?"*

Observar pistas verbais e não-verbais do paciente é também recomendado, como perceber sobrecarga de informações, angústia do paciente etc. Vejamos um exemplo:

– *"A Sra. parece um pouco confusa. Acha que foi dada muita informação?"*

Finalmente, o médico deve procurar estar atento para elucidar as reações e preocupações do paciente em relação às informações dadas, como, por exemplo:

– *"Eu não estou bem certo como a Sra. está se sentindo após essa notícia...".*

Tomada de decisão compartilhada

Após a explicação, vem a elaboração compartilhada do plano de ação para enfrentar cada um dos problemas identificados. As habilidades envolvidas nesse processo são as relacionadas ao planejamento e à tomada de decisão, principalmente a *negociação* e a *colaboração mútua*. Mais uma vez, o modelo de relação médico-paciente adotado tem implicações importantes nessa etapa da consulta e na maneira como médico e paciente se comunicam. Reiteramos a idéia de que diversos estudos mostram que o Modelo Deliberativo ou a Parceria "Colaborativa" é o que mais se adequa à elaboração compartilhada do plano de ação dentro da abordagem da consulta centrada no paciente (Emanuel e Emanuel,1992; Silverman, Kurtz e Draper, 1998).

A primeira habilidade que pode ser utilizada pelo médico é o compartilhamento dos seus próprios pensamentos, idéias e dilemas, como:

– *"De acordo com as informações que a Sra. passou, o tipo de dor e como ela apareceu e por não ter encontrado nenhuma alteração importante ao examiná-la, acho que se trata de uma enxaqueca desencadeada e agravada pelo estresse. Estou um pouco em dúvida se o seu mal-estar no estômago é devido à própria doença ou já é uma reação à aspirina que a Sra. vem tomando. Precisamos checar isso melhor".*

Além disso, o médico deve procurar envolver o paciente, fazendo sugestões e não impondo seu pensamento, por exemplo:

– *"Minha sugestão no seu caso é....O que a Sra. acha?"*

É recomendado ainda encorajar o paciente para revelar seus pensamentos, idéias e sugestões em relação ao plano de ação, como:

– *"Eu gostaria de ouvir sua própria opinião sobre como eu poderia lhe ajudar a ficar menos estressada".*

Um plano de ação aceitável e viável deve ser negociado mutuamente entre médico e paciente. Do contrário, ele está fadado a não ter sucesso. Veja um exemplo:

– *"O que sugeri que a Sra. faça faz sentido para mim e acho que se adequa bem ao seu caso e às suas expectativas; no entanto, gostaria de saber a sua opinião. Caso a Sra. tenha alguma restrição, poderemos rever".*

O médico deve também, sempre que possível, oferecer opções ao paciente e encorajá-lo a tomar a decisão. Vejamos um exemplo:

– *"Há pelo menos três alternativas de tratamento para seu o caso, cada uma com suas vantagens e desvantagens, como eu lhe falei... Qual a Sra. prefere?*

Uma ação de fundamental importância que, infelizmente, é negligenciada com freqüência na maioria das consultas, incluindo a consulta com adultos, é a promoção da saúde e cuidados preventivos, principalmente o estímulo ao paciente para aderir a um estilo de vida mais saudável, como, por exemplo, nos casos de uso de drogas e álcool, fumo e na obesidade (Silverman, Kurtz e Draper, 1998; Fraser, 1999). Por sinal, esse é um dos grandes desafios da prática clínica e da comunicação médico-paciente. A "entrevista motivacional", baseada no modelo de "estágios de mudança", utiliza três conjuntos de habilidades que favorecem a mudança de estilo de vida: conhecimento dos fatores de risco, consciência e entendimento sobre as atitudes que o paciente tem em relação aos problemas que afetam sua saúde e conhecimento e aplicação das habilidades envolvidas na ajuda às pessoas a mudarem. A tarefa principal do médico é descobrir o que o paciente pensa sobre o problema e

182 PRIMEIRA PARTE

seu nível (estágio) de motivação para mudar. Dependendo do estágio em que o paciente se encontra, o médico pode utilizar a estratégia mais adequada (Di Clemente et al., 1991, citado em Fraser, 1999).

Antes do final da sessão, o médico deve checar se o paciente está satisfeito com o plano acordado e se não há nenhuma pendência a ser resolvida. Daí ele poderá encerrar a sessão.

Encerrando a sessão

Os principais problemas de comunicação que podem ocorrer no encerramento de uma consulta com o adulto estão ligados a questões relacionadas ao tempo, em razão de uma diferença de agenda entre médico e paciente. É comum que este sempre levante uma questão nova no final da consulta, mesmo depois que o médico tenha se preparado para encerrar a entrevista. Esse tipo de problema pode ser prevenido se muitas das habilidades de comunicação recomendadas forem corretamente utilizadas nas outras fases da consulta – início, coleta de informação e explicação e planejamento.

Há algumas habilidades específicas dessa fase, entretanto, que, em condições ideais, podem contribuir para melhorar o entendimento, aderência, satisfação e resultados positivos para a saúde do paciente. São elas: fazer um resumo final do plano acordado, bem como estabelecer os próximos passos a serem feitos por ambas as partes após a consulta, estabelecer uma espécie de plano de contingência, explicando possíveis resultados inesperados, o que o paciente deve fazer se alguma coisa não ocorrer de acordo com o plano, como e quando procurar ajuda, e, finalmente, checar se o paciente está satisfeito com as ações de acompanhamento propostas e continuar construindo a relação médico-paciente. Vejamos na seqüência um exemplo de encerramento de uma consulta contendo todos esses elementos:

> **Médico:** *"Então, eu acho que a Sra. está com uma crise moderada de enxaqueca desencadeada e agravada pela situação de estresse que a Sra. está vivendo, pela perda de emprego do seu marido. A Sra. precisa fazer esses exames para checar se há algo errado com seu estômago e tomar esses analgésicos caso a Sra. tenha dor. Por precaução, a Sra. não deve mais tomar aspirina. Pelo que entendi, a Sra. disse que irá fazer umas sessões*

de relaxamento para diminuir o nível de stress. Acho uma boa idéia. Após duas semanas a Sra. deve retornar para uma avaliação". (Resumo final e estabelecimento dos próximos passos).

Paciente*: "Onde o Sr. sugere que eu faça os exames?*

Médico: *"Aqui mesmo, no Hospital Geral. Vou encaminhá-la para a assistente social que lhe orientará como proceder. Se as dores de cabeça não cederem com os medicamentos prescritos ou piorarem, procure a assistente social para antecipar seu retorno".* (Plano de contingência).

Paciente: *OK, Doutor, farei isso.*

Médico: *Bem, há algo mais que queira perguntar hoje?* (Checagem final).

Paciente: *Não, está bem, muito obrigado por ajudar-me. O Sr. foi muito gentil e respondeu todas as minhas questões. Estou bem mais tranqüila!*

COMUNICAÇÃO MÉDICO-PACIENTE ADULTO EM SITUAÇÕES ESPECIAIS

Na sua prática clínica, o médico que atende o paciente adulto se defronta freqüentemente com diferentes situações especiais que requerem dele uma série de habilidades de comunicação específicas. Nesta seção, abordaremos duas dessas situações que julgamos ser mais relevantes. São elas: 1. como colher informações relacionadas à sexualidade; e 2. comunicação com pacientes de culturas diferentes.

Como colher informações relacionadas à sexualidade

A necessidade de abordar a sexualidade durante a consulta médica tornou-se cada vez mais importante e desafiadora nas últimas décadas, principalmente em razão das crescentes mudanças nas práticas sexuais, nas diferentes faixas etárias, incluindo o adulto de ambos os sexos. É comum, hoje, o médico defrontar-se no consultório com problemas relacionados ao sexo, como doenças sexualmente transmissíveis (DST), incluindo a AIDS, e outros problemas sexuais, como a disfunção erétil ou a frigidez, ou mesmo problemas psicológicos como depressão, ansiedade, fobias que tenham como causa problemas sexuais. Nem sempre é fácil, contudo, coletar as informações necessárias em virtude das diversas barreiras, sejam elas ligadas ao paciente ou ao próprio médico. O paciente muitas vezes vai ao médico para discutir problemas sexuais mas, durante a consulta, se sente inibido e não consegue falar sobre suas preocupações. Na maioria das vezes ele pensa que será julgado ou ridicularizado. Diferenças de gênero entre o médico e o paciente e questões culturais geralmente podem complicar a comunicação entre o médico e o paciente adulto, quando é necessário abordar problemas de ordem sexual. Mulheres geralmente sentem-se constrangidas em falar sobre problemas sexuais com médicos ou vice-versa. Por seu lado, há várias barreiras ligadas ao médico que podem interferir na comunicação com o paciente adulto, como embaraço e dificuldade para lidar com assuntos desse tipo, preocupação de que o paciente se ache ofendido, falta de treinamento adequado para esse tipo de atividade etc.

A verdade é que o médico necessita adquirir, por meio de treinamentos específicos, uma série de habilidades para abordar adequadamente aspectos sexuais durante a consulta. Lloyd e Bor (1996) propõem uma série de recomendações, descritas brevemente na seqüência, para facilitar a comunicação com o paciente nesses casos.

O ambiente

É fundamental que o local garanta total privacidade, de modo que a consulta seja extremamente confidencial. O segundo aspecto é encaminhar o paciente para alguém de mais experiência, quando o médico não se sentir confortável em falar sobre sexo com pacientes. Finalmente, em algumas situações, particularmente se há suspeitas de que o paciente pode se tornar violento, por questões de segurança e para evitar possíveis questões legais, é aconselhável haver outra pessoa presente durante a consulta, ou no curso do exame físico, embora a privacidade fique comprometida. Este aspecto deve ser comentado claramente com o paciente.

Introdução

Após apresentar-se, o médico deve apertar a mão do paciente ou tocá-lo numa demonstração inicial de que ele não é "sujo" ou "ruim". A confidencialidade do encontro deve ser enfatizada.

Começar com o problema atual

A discussão deve começar com o problema atual e progredir para questões mais sensíveis. O paciente deve ser encorajado gradativamente a falar sobre aspectos sexuais. A maneira prática para fazer isso é fazer uma pergunta geral, após a discussão de outros problemas, como:

> — *"Há algo mais que você gostaria de discutir comigo? Há algum aspecto relacionado à sua sexualidade que você quer discutir?"*

Ser direto

No momento de abrir a discussão sobre questões sexuais, é recomendado que o médico seja determinado e direto, sem arrodeios. Por exemplo:

> — *"Eu gostaria de fazer algumas perguntas sobre seu comportamento sexual. É possível? Isso me ajudará a elucidar seu problema."*

Coletar informações adicionais

O problema atual (por exemplo, corrimento uretral) pode ser apenas parte da história. O médico deve procurar coletar outras informações para obter uma história sexual abrangente, como a idade da primeira relação sexual, história de outras possíveis DST, práticas sexuais etc.

Não fazer juízo de valor

Para obter informações sobre atividades sexuais, é recomendado que, inicialmente, sejam feitas perguntas neutras que não presumam o gênero do parceiro ou a natureza da relação, como:

> — *"Você tem parceiro regular?"*
> — *"Quantos outros parceiros você já teve?"*
> — *"Quando você teve o último contato sexual?"*

Para determinar a natureza das atividades sexuais, deve-se evitar perguntas do tipo: *"Você é gay?" "Você é heterossexual?" "Você é infiel?"* Tais perguntas podem ofender o paciente. O melhor é perguntar:

> — *"Você tem tido relações sexuais com homem ou com mulher, ou ambos?"*

O tipo específico das atividades sexuais deve também ser esclarecido de maneira gradual e sutil. O médico deve encorajar o paciente a descrever suas atividades sexuais (por exemplo, relação do tipo vaginal, anal ou ambos, realização de sexo oral, uso de preservativo etc.). É importante que o médico se mantenha neutro em relação à descrição das atividades sexuais do paciente, não demostrando nenhum preconceito em termos de anormalidade ou normalidade. Reações de choque ou surpresa devem ser evitadas. Finalmente, o uso de termos deve ser cauteloso. Nem muito técnico, pois corre o risco de o paciente não entender, nem muito vulgar, pois pode se tornar ofensivo e pouco profissional.

Usar a oportunidade para educação sexual

É importante que o médico aproveite a oportunidade para dar informações de prevenção e promoção da saúde sexual e reprodutiva, como, por exemplo, estimular o sexo seguro e o uso de preservativos. Uma maneira de fazer isso pode ser:

> — *"Seria importante que você usasse camisinha em todas as suas relações. Isso evitaria o risco de você pegar AIDS e outras doenças transmitidas por meio de relações sexuais."*

Referir para especialistas

Quando necessário, é recomendado que o médico encaminhe o paciente para outros profissionais, como urologistas, ginecologistas, psicólogos ou psiquiatras, por exemplo:

> — *"Acho recomendável que você procure um urologista para investigar melhor seu problema de ereção."*

Comunicando-se com pacientes de culturas diferentes

No capítulo 10, os aspectos culturais da relação médico-paciente são abordados em detalhe. Faremos aqui um breve resgate desse tema no contexto da consulta com adultos.

Diferenças culturais entre médico e paciente podem dificultar muito a comunicação entre eles. No Brasil, principalmente com o advento do Programa Saúde da Família (PSF), onde o médico, na maioria das vezes, atende a uma população de baixa renda, da zona rural e em outros estados ou regiões do país, as diferenças interculturais são uma realidade. Vejamos o caso seguinte e reflitamos:

Sr. Bastião é um agricultor do interior do Ceará, de 46 anos de idade, que, depois de muita insistência do filho, foi ao médico do PSF, Dr. Roberto, um gaúcho recém-chegado, e o seguinte diálogo aconteceu:

Dr. Roberto – Bom dia Sr. Sebastião, como vai? O que o trouxe aqui?

Sr. Bastião – *Doutor, faz umas três luas que eu num tô vertendo água direito. Sinto dor nas urina e meu negócio tá todo apustemado. Já tá até passando pro olho-da-goiabeira. Tô ficano meio acachapado pruquê o meu negócio arma mais num dispara. E o pior, doutor, que eu nessa idade dei pra acordar melado. Seria bom o Sr. pedir um aerograma, pra ver o que eu tenho.* (Alguns termos foram tirados do Dicionário de Medicina Popular, elaborado por Ponte e Filho, 2000). Ver no rodapé o significado de alguns desses termos[5].

Você entendeu completamente o que Sr. Bastião falou? ⸢ que você faria nesse caso?

Este é um exemplo no qual o médico, com certeza, teve enorme dificuldade de comunicar-se com o paciente e vice-versa, em razão das diferenças culturais. Lidar com esse tipo de dificuldade nem sempre é tarefa simples. Por isso, nesses casos, o médico tem de desenvolver habilidades de comunicação especiais, convivendo com a comunidade onde atua, participando de treinamentos específicos e refletindo permanentemente sobre a própria prática.

Há diversas barreiras para uma efetiva comunicação intercultural, como valores culturais (normas, crenças, comportamentos etc.), percepções

---

[5] Vertendo água – urinar; apustemado – segmento do corpo com múltiplos furúnculos; olho--da-goiabeira – ânus.
Acachapado – deprimido; arma mais não dispara – disfunção erétil; acordar melado – polução noturna.
Aerograma – corruptela de hemograma.

188 PRIMEIRA PARTE

sobre a doença, cuidados e tratamento, a linguagem e a própria experiência cultural do médico. No quadro 7.1, apresentamos algumas recomendações propostas por Zack Eleftheriadou (Lloyd e Bor, 1996) para melhorar a comunicação intercultural com pacientes, em particular os adultos.

Quadro 7.1 – Recomendações para melhorar a comunicação intercultural com pacientes adultos.

Fique atento para seus próprios valores e crenças, de modo que não sejam impostos ao paciente.
Tente aprender o máximo possível sobre a cultura de seus pacientes.
Ao abordar os aspectos culturais do paciente, use sempre perguntas abertas. Por exemplo, evite perguntar "Você é protestante?" Prefira "Qual é sua religião?"
Tente identificar que diferenças culturais podem afetar mais o tratamento.
Mostre ao paciente que você respeita as diferenças culturais entre ele e você.
Tente descobrir se há similaridades nas idéias e expectativas do paciente e tente trabalhá-las sempre que possível.
Seja aberto em relação às práticas culturais não familiares para você.
Tente acomodar as práticas culturais ao tratamento, sem comprometer a qualidade dos cuidados ao paciente.
Use sempre uma linguagem simples, de modo que o paciente possa compreender.
Adaptado de Zack Eleftheriadou[6] (Lloyd e Bor, 1996).

Outra recomendação que pode ajudar o médico a entender melhor os aspectos culturais de seus pacientes é consultar aos familiares ou a alguém da comunidade (agentes de saúde, líderes comunitários, professores etc.) sobre as práticas culturais, ou mesmo participar ativamente da vida comunitária – o que é recomendado pelo PSF, por exemplo.

CONCLUSÕES

No decorrer deste capítulo, vimos inicialmente que a comunicação entre o médico e o paciente adulto pode ser influenciada por diferentes fatores relacionados ao paciente, ao médico e ao próprio ambiente onde essa relação é construída. É de fundamental importância que o médico conheça bem esses fatores e sempre os leve em conta na sua prática clínica, ao comunicar-se com seu paciente.

---

[6] Conselheiro, The Royal London Hospital, Whitechapel, Londres.

Vimos ainda que a consulta é descrita como a unidade essencial da prática clínica, seja no ambulatório ou no ambiente hospitalar. Realizar uma boa consulta talvez seja uma das atividades mais relevantes da prática médica. Todas as outras ações, de alguma maneira, derivam dela. Para uma consulta eficaz e de qualidade, é fundamental compreendermos que a comunicação médico-paciente adulto depende intrinsecamente do modelo de relação adotado e que se opte por uma abordagem centrada no paciente. É crucial também que a consulta seja estruturada, e que o médico utilize diferentes habilidades de comunicação necessárias para cada etapa, incluindo o início da sessão, a coleta das informações, a construção da relação, a explicação e planejamento e o encerramento da sessão.

Finalmente, vimos que, no seu exercício clínico, o médico que atende o paciente adulto pode se defrontar freqüentemente com diferentes situações especiais que requerem dele uma série de habilidades de comunicação específicas, como colher informações relacionadas à sexualidade e comunicação com pacientes de culturas diferentes. Reflexão sobre a prática, treinamentos específicos e consulta a familiares ou a pessoas da comunidade, além de uma participação mais ativa na vida comunitária, podem contribuir para melhor comunicação com os pacientes nessa situação.

REFERÊNCIAS BIBLIOGRÁFICAS

Atherton JS. *Learning and Teaching: Knowles' Andragogy* [On-line] UK: Disponível em: http://www.dmu.ac.uk/~jamesa/learning/knowlesa.htm. Acessado em: 4 de maio 2005.

Dowsett SM, Saul JL, Butow PN, Dunn SM, Boyer MJ, Findlow R, Dunsmore J. Communication styles in the cancer consultation: preferences for a patient-centred approach. *Psychooncology*, 2000; Mar-Apr; 9(2):147-56.

Emanuel EJ & Emanuel LL. Four models of the physician-patient relationship, *JAMA*, 1992; vol. 267, no. 16: 2221-26.

Evans BJ, Kiellerup FD, Stanley RO, Burrows GD, Sweet B. A communication skills programme for increasing patients' satisfaction with general practice consultations. *Br J Med Psychol*, 1987; Dec;60 (Pt 4):373-8.

Ford S, Fallowfield L, Lewis S. Doctor-patient interactions in oncology. *Soc Sci Med*, 1996; Jun; 42(11):1511-9.

Fraser RC, McKinley RK & Mulholland H. Consultation competence in general practice: establishing the face validity of prioritized criteria in the Leicester Assessment Package. *Br J Gen Pract,* 1994; 44, 109-13.

Fraser RC. Clínical Method – A general practice approach. 3ª Edição. Ed. Butterworth Heinemann, Oxford, Reino Unido, 1999.

Goecks R. Educação de Adultos – Uma Abordagem Andragógica, 2003. Disponível em http://www.andragogia.com.br/(em 03/06/04).

Hughes J. The Doctor-Patient Relationship: A Review", 1994; http://www.changesurfer.com/Hlth/DPReview.html (em 02/06/2004).

Kaplan SH, Greenfield S & Ware JF. Assessing the effects of patient-physician interactions on the outcomes of chronic disease. *Med Care*, 1989; 27, 110.

Kinmonth AL, Woodcock A, Griffin S, Spiegal N & Campbell MJ. Randomised controlled trial of patient centred care of diabetes in general practice: impact on current wellbeing and future disease risk. The Diabetes Care From Diagnosis Research Team. *BMJ*, 1999; Jun 12; 318(7198):1621-2.

Knowles M. Andragogy in Action. San Francisco: Jossey-Bass; 1994.

Lloyd M & Bor R. Communication Skills for Medicine. Churchill Livingstone, London, UK, 1996.

Mager WM, Andrykowski MA. Communication in the cancer 'bad news' consultation: patient perceptions and psychological adjustment. *Psychooncology*. 2002; Jan-Feb; 11(1):35-46.

Martins C. Caminhos – ensaios psicanalíticos. A relação médico – paciente. Porto Alegre, Movimento/Instituto Cyro Martins, p. 147 e segs. Disponível em http://www.celpcyro.org.br/conteudo.php?id=28 (em 03/06/04), 1993.

Matthews DA, Suchman AI, Branch WI. Making "connexions": enhancing the therapeutic potential of patient-clinician relationships. *An Inter Med*, 1993; Volume 118, Number 12, 973-977.

McWhinney I. The need for a transfor-

med clínical method. In *Communicating with medical patients* (eds. M Stweart e D Roter). Sage Publications, Newbury Park, CA, 1989.

Pendleton D, Schofield T, Tate P, Havelock P. The Consultation: an approach to learning and teaching. Oxford University Press, Great Britain – UK, 1996.

Ponte JCC & Filho JO. Dicionário de Medicina Popular. CEPEMA, Sobral-Ce, 2000.

Rogers C. Client-Centred Therapy. Its Current Practice, Implications and Theory. Londres: Constable, 1951.

Schneider PB. Psicologia aplicada a la practica médica. Buenos Aires, Editorial Paidos, 1974.

Schwenk TL, Marquez JT, Lefever RD, Cohen M. Physician and patient determinants of difficult physisian-patient relationships, *J Fam Pract*, 1989; vol. 28, No. 1: 59-63.

Shilling V, Jenkins V, Fallowfield L. Factors affecting patient and clinician satisfaction with the clínical consultation: can communication skills training for clinicians improve satisfaction? *Psychooncology*, 2003; Sep; 12(6):599-611.

Silverman J, Kurtz S & Draper J. Skills for Communicating with Patients. *Radcliffe Medical Press*. Grã-Bretânia, 1998.

Vick S, Scott A. Agency in health care. Examining patients' preferences for attributes of the doctor-patient relationship. *J Health Econ Oct*, 1998; 17(5):587-605.

Viinamaki H, Niskanen L, Korhonen T, Tahka V. The patient-doctor relationship and metabolic control in patients with type 1 (insulin-dependent) diabetes mellitus. *Int J Psychiatry Med*, 1993; 23(3):265-74.

Waeber B, Burnier M, Brunner HR. How to improve adherence with prescribed treatment in hypertensive patients? *J Cardiovasc Pharmacol*, 2000; 35 Suppl 3:S23-6.

Capítulo 8

HABILIDADES DE COMUNICAÇÃO NA CONSULTA COM IDOSOS

• João Macêdo Coelho Filho

"Está no nosso sangue narrar estórias; já no berço recebemos esse dom para toda a vida. Desde pequenos, estamos constantemente escutando as narrativas multicoloridas dos velhos, os contos e lendas, e também nos criamos em um mundo que às vezes pode se assemelhar a uma lenda cruel. Deste modo a gente se habitua, e narrar estórias corre por nossas veias e penetra em nosso corpo, em nossa alma,..."

J. Guimarães Rosa

INTRODUÇÃO

Com o aumento da expectativa de vida, grande parte dos pacientes atendidos no sistema de saúde é composta por pessoas com idade avançada. Isto é o caso para praticamente todos os profissionais de saúde, o que torna cada vez mais necessário o desenvolvimento de habilidades de comunicação com este grupo etário.

As habilidades gerais de comunicação com pacientes são essencialmente iguais para qualquer grupo etário (Maguire, 2000) e encontram-se descritas nos capítulos 1 e 2. No entanto, as características sociais, culturais e biológicas da população geriátrica conferem importantes peculiaridades à consulta de pessoas idosas. O roteiro tradicional de anamnese não abrange muitas vezes dimensões importantes para a atenção global do idoso. Por sua vez, o processo de obtenção de informação implica em habilidades específicas na comunicação com o indivíduo longevo (Kane, Ouslander e Abrass, 2004), assim como com seus familiares e cuidadores. O não reconhecimento dessas peculiaridades e habilidades pode, efetivamente, comprometer a qualidade da informação obtida e, conseqüentemente, do cuidado.

Definir precisamente o que vem a ser *idoso* é tarefa nem sempre fácil. O critério mais utilizado baseia-se exclusivamente na dimensão cronológica. Assim, seria idoso todo indivíduo com idade de 60 anos ou mais, nos países em desenvolvimento, ou 65 anos ou mais, nos países desenvolvidos. Este é um critério meramente operacional e não guarda qualquer relação com a biologia e epidemiologia da idade avançada (Grimley Evans, 2000). O efeito do tempo não é exatamente o mesmo para todas as pessoas, dependendo da complexa interação entre cronologia e uma série de outros fatores, incluindo genética, ambiente e hábitos e estilos de vida. Nesta perspectiva, um indivíduo com 55 anos de idade pode se apresentar em uma situação muito mais próxima da condição de fragilidade que caracteriza muitos idosos do que um outro de 70 anos.

Embora seja a população geriátrica extremamente heterogênea, podemos dizer que os traços que mais conferem especificidade a uma pessoa idosa seriam: maior ocorrência de incapacidade e morbidade, incluindo a de natureza mental; maior vulnerabilidade a intercorrências clínicas e efeitos de agentes agressores (Johnston, Covinsky e Landefeld, 2005), que podem ser tanto de natureza biológica (um medicamento, uma intervenção cirúrgica, etc.), quanto social, como aposentadoria ou perda de um ente querido. Ademais, o manejo de problemas clínicos no idoso tem como característica o fato de ser particularmente modulado por aspectos sociais, culturais e ético-filosóficos.

O processo de envelhecimento impõe mudanças de atitudes que têm importantes implicações na comunicação com pessoas idosas. Grande parte dos idosos defronta-se com dois sentimentos. Primeiro, aquele de que tem se transformado em uma pessoa que tem pouco ou nada a oferecer e, portanto, de muito pouca utilidade para os outros. Segundo, o de que está se transformando em uma pessoa diferente do que sempre foi, com reações, limitações e desempenhos inusitados frente aos desafios sociais e biológicos da vida (George e Cristiani, 1983).

Com o avançar da idade, há uma diversidade de mudanças físicas que podem impor limitação na resposta fisiológica a eventos estressores (Johnston et al., 2005), como o aumento da velocidade da marcha ou amplitude dos movimentos. Daí a maior vulnerabilidade a instabilidade postural e quedas. O mesmo ocorre quanto à resposta a estímulo verbal, limitação que pode ser acentuada por comprometimento da audição e visão, todos exercendo forte influência no processo de comunicação com o idoso.

Acrescente-se às alterações funcionais, mudanças ou perdas de papéis sociais comuns no envelhecimento, em face de aposentadoria, perda de entes queridos e desvantagens financeiras. Com efeito, muitos idosos apresentam idéia de desvalia, desesperança e o medo de se tornarem desamparados ou representarem um peso para a família, de onde nascem sentimentos como culpa, revolta e apreensão (George e Cristiani, 1983). Estes estresses psicológicos também permeiam a consulta clínica, e a atitude do profissional de saúde diante dos mesmos é importante para evitar que venham a se constituir em barreira para a efetiva comunicação com o idoso.

Este capítulo focaliza aspectos de habilidades de comunicação com idosos no contexto da consulta clínica.

PARE e PENSE

Imagine-se em uma consulta de um paciente com 91 anos de idade, portador de hipoacusia, dificuldade de locomoção e várias outras morbidades; usuário de diversos medicamentos, com nomes e posologias nem sempre claros. Deambulava sob ajuda de três filhos (duas mulheres e um homem), todos querendo participar da consulta do pai, o qual olha atônito sem entender o que estão falando, mas, ao mesmo tempo, querendo ser o relator da história. Os filhos adiantam que o pai encontra-se com disfunção cognitiva, sem condições, portanto, de fornecer informações de forma acurada. Uma sacola com diversos exames, trazidos para serem apresentados ao médico, é colocada sob a mesa do consultório.

O ambiente físico da consulta

O ambiente físico da consulta é importante que seja adequado às limitações funcionais do idoso e também favoreça melhor comunicação com o mesmo, seus familiares e cuidadores. Quando a consulta de uma pessoa idosa transcorre em ambiente de consultório, deve-se tê-lo livre de barreiras e bem iluminado. Nos dias atuais, muitos hospitais e unidades de atendimento ambulatorial são localizados em pavimentos superiores. Acesso fácil a estes setores deve ser garantido através de rampas não derrapantes, elevadores amplos, bem iluminados, e nenhum impedimento para a passagem de cadeiras de rodas. Escadas devem ser evitadas, mas, quando existentes, devem possuir corrimões, degraus largos e não muito elevados.

A disposição das cadeiras e da mesa de atendimento parece ter influência na comunicação do médico com o paciente. A colocação da cadeira do paciente na face lateral da mesa de atendimento favoreceria um maior acolhimento, embora culturalmente não seja muito utilizada no Brasil. A clássica posição do médico em frente ao paciente, separados por uma mesa, parece oferecer clima maior de formalidade e distanciamento (Lloyd e Bor, 1996).

Muitos idosos são atendidos em domicílio. Atender pacientes em casa é parte do cuidado geriátrico e possibilita melhor contextualização de muitas informações colhidas na história clínica. É importante que se selecione as pessoas que devem permanecer no ambiente da consulta, com a participação obviamente do idoso, a fim de que se possa assegurar confidencialidade e maior eficiência da entrevista. O ambiente domiciliar permite que muitas das informações obtidas sejam mais por meio da percepção (comunicação não-verbal) do que da indagação. Pode-se, assim, perceber a dinâmica familiar, assim como aspectos da segurança do ambiente, tais como piso escorregadio, tapetes escorregadios em áreas de circulação, entre outros. Retratos expostos nas paredes podem fielmente nos informar, por exemplo, recortes da vida do paciente e mesmo dar-nos idéia de aspectos da saúde prévia do mesmo.

Entrando em contato com o paciente

Atitudes simples e amplamente conhecidas, mas nem sempre sistematicamente adotadas, permanecem valiosas no primeiro contato com o paciente.

É imprescindível que o médico se identifique, chame o paciente pelo nome, e expresse a satisfação em atendê-lo, cumprimentando-lhe com aperto de mão. Perguntar com qual nome o paciente deseja ser chamado é detalhe valioso que pode personalizar mais a interação entre as duas partes. Muitos idosos têm sua identidade ligada a um nome completamente distinto daquele inscrito na identidade.

Ao entrar no consultório, é útil que o paciente seja orientado quanto ao local onde deverá sentar. Este ato de cortesia deixa o paciente mais à vontade e pode evitar tensão e embaraço no início da consulta. A postura do médico, um dos elementos de comunicação não-verbal, entendida como a expressão facial, o olhar nos olhos, o tom de voz, entre outros, tem sido demonstrada como capaz de favorecer o processo da entrevista, assegurando a qualidade da informação que se obtém dos pacientes (Carson, 2000).

Os dados de identificação são bastante relevantes na história clínica do paciente idoso. Um detalhe valioso é obtê-los, assim como para todas as outras informações, dirigindo-se ao paciente. Ainda que seja importante obter informação de familiares e cuidadores para se obter um quadro mais completo da situação de saúde do idoso (Sheehan, 1997), o idoso deve ser ouvido atentamente. Deixá-lo em posição secundária na entrevista é atitude que o desvaloriza e destrói sua auto-estima. Mesmo quando o idoso, por problema cognitivo, não esteja apto a prestar informações acuradas é importante que dirijamos a atenção ao mesmo, expressando o interesse em considerá-lo no diálogo.

Nos dados de identificação, recomenda-se anotar sobre com quem o idoso reside. Isto é crucial para entendimento do suporte que pode obter para, por exemplo, tomar medicamentos; sobre possível perda de autonomia, isolamento, entre outros. A informação sobre estado conjugal deve freqüentemente ser acrescida de alguns detalhes: se viúvo (a), acrescentar há quanto tempo, visto que luto, por exemplo, tem implicações potenciais sobre o quadro clínico do paciente. A informação sobre "profissão" seria melhor se convertida em indagação sobre "aposentadoria", se exerce alguma atividade atual e, em caso positivo, se era a mesma que exercia antes. Ainda que a maioria se encontre aposentada, boa parte continua em atividade, informal ou formal, inclusive em novos ramos de atividade profissional. Estas perguntas podem ajudar a identificar a adaptação do idoso à fase de aposentadoria, bem como seu nível atual de engajamento e atividade social.

A obtenção dos dados de identificação do próprio idoso serve também como recurso de avaliação de sua função cognitiva. Idosos com perda de memória apresentam embaraço ao relatarem o endereço, número do telefone, quantos filhos têm, etc. Isto reforça a importância de o idoso ser protagonista de sua história clínica, na medida em que os dados prontamente fornecidos por terceiros poderiam mascarar declínio sutil de memória.

Estabelecendo laços e empatia com o paciente idoso e sua família

Tarefa fundamental no primeiro contato com o idoso, assim como com qualquer outro paciente, é a construção de um efetivo relacionamento médico-paciente. Este se apresenta como elemento definidor dos desfechos subseqüentes da consulta e do acompanhamento clínico do idoso. Empatia é definida como a apreciação, entendimento e aceitação da situação emocional de uma outra pessoa (Cole e Bird, 2000). Muitos idosos carregam dificuldades e frustrações colhidas quando do relacionamento com profissionais e o sistema de saúde, as quais precisam ser ouvidas e entendidas respeitosamente. A empatia pode ser favorecida, além da comunicação não-verbal descrita anteriormente, por estratégias como *reflexão* e *legitimação (validação)* de sentimentos (capítulo 2). *Reflexão* é a declaração por parte do médico de um sentimento ou emoção do paciente percebida na consulta (Cole e Bird, 2000). O exemplo seguinte é a reflexão de sentimentos por parte de um médico, que ouve atentamente frustrações de um paciente quanto ao atendimento recebido nos serviços de saúde:

> *– Eu posso perceber quanto o senhor tem sofrido com as dificuldades dos serviços de saúde...*

Poderia também ser utilizada legitimação de sentimentos:

> *– Qualquer um na posição do senhor teria certamente razões para ficar descrente dos serviços de saúde...*

Algumas atitudes podem gerar barreira para comunicação com o idoso. Cite-se o julgamento do comportamento do longevo a partir da perspectiva e valores do profissional de saúde. Tome-se como exemplo o profissional que insiste com o idoso para sair de casa, quando para muitos permanecer em seu domicílio, envolver-se com atividades domésticas, é algo bastante prazeroso e não necessariamente expressão de falta de motivação com a vida. Um paciente idoso certa vez relatou que sempre que afirmava que não apreciava sair de casa, os médicos reagiam e davam conselho para passear e apreciar os encantos da cidade. Assinalava, no entanto, que nunca perguntaram se sentia bem em permanecer em casa envolvido com suas tarefas domésticas.

Deve-se ter cautela em dar conselhos a idosos. Muitos médicos assumem postura impositiva, o que é especialmente negativo quando se lida com pessoas de idade avançada. Impor, julgar ou criticar um determinado hábito ou prática, pode contribuir para a idéia de que o idoso não está mais apto a lidar com seus problemas ou tomar decisões adequadas, acentuando seu sentimento de dependência e desvalia (George e Cristiani, 1983).

Uma alternativa seria analisar com o idoso, de forma aberta e sincera, seus problemas, sem imposições e juízos de valor. Sugere-se concentrar mais em questionamentos do que em interpretações acabadas. Identificar e analisar os eixos centrais das atitudes e interpretações do idoso sobre as coisas e o mundo seria um bom começo. Muitos desses eixos são estruturados em culpas, medos e conceitos equivocados, os quais podem, na medida do possível, ser progressivamente desconstruídos ao longo dos encontros entre o profissional e o idoso.

Queixa principal

Coexistência de múltiplas doenças crônicas e relato de vários sintomas (polisintomatologia) são uma das características comuns do processo-saúde doença no idoso. Assim, é de se esperar que uma queixa dominante, motivadora da procura de atenção médica, como aplicável para a maioria das pessoas jovens, é raramente possível no idoso (Kerzner, Greb e Steel, 1982). Mais comum é o relato de vários problemas, igualmente enfatizados. Hierarquizá-los em ordem de relevância torna-se assim tarefa do profissional; um elemento que pode facilitar é a valorização de episódios mais agudos motivadores da consulta, ou perguntar sobre o que estaria mais incapacitando, incomodando ou preocupando naquele momento. O que mais incomoda não é necessariamente o que mais preocupa, e vice-versa, de modo que uma dor pode ser o que incomoda mais, porém a preocupação maior seria que aquilo representasse o desenvolvimento de um câncer. O enfoque desta preocupação ou temor por parte do clínico seria, por conseguinte, tão importante quanto a abordagem da dor.

Na idade avançada, a tendência é a manifestação de muitas doenças através dos mesmos sintomas, o que faz com que um sintoma isolado, que muitas vezes constitui uma queixa principal, não contribua muito para a orientação diagnóstica do problema. Como exemplo, confusão mental pode ser manifestação de constipação, efeito adverso a uma droga, ou hematoma subdural. Por sua vez, o local anatômico associado ao sintoma é menos provável de ser a sede do processo causador daquele sintoma no idoso do que no jovem (Johnston et al., 2005). Assim, uma dor abdominal no idoso tem uma probabilidade não desprezível de ser originária de um problema torácico (infarto agudo do miocárdio; pneumonia) e não abdominal.

A efetiva hierarquização de problemas e queixas normalmente só é possível após a tomada de todos os dados do paciente, o que ocorre após a entrevista e o exame físico.

A história da doença atual

O termo "história da doença atual", utilizado nos compêndios de propedêutica clínica, pressupõe a descrição cronológica e detalhada de um problema ou doença atual do paciente que motivou a consulta. Isto com freqüência não é possível no idoso, o que torna necessário flexibilidade na entrevista (Skrastins, Merry, Rosenberg e Schuman, 1982). Na história do idoso, temos que proceder um apanhado global sobre vários problemas existentes e/ou relatados. A história geriátrica cobre habitualmente vários anos, sendo inclusive necessária a revisão de resultados de exames previamente realizados (vide adiante), o que a torna complexa e demorada. A abordagem geral do paciente pode, no entanto, ser realizada em várias consultas, ou seja, o primeiro contato não deve necessariamente esgotar todos os aspectos do idoso. Consultas subseqüentes, portanto, podem focalizar aspectos complementares e mais detalhados da história. Para tornar mais objetiva e efetiva a consulta, alguns especialistas sugerem que, antes da mesma, pacientes, familiares e cuidadores procurem assinalar em um papel os objetivos esperados para aquele encontro.

Problemas de comunicação no encontro profissional de saúde do idoso

Na obtenção da história clínica do paciente geriátrico, problemas de comunicação podem ser encontrados, motivados por diversas condições. Estratégias têm sido sugeridas para minimizar esses problemas (Kane et al., 2004).

Comprometimento freqüente de órgãos sensoriais dificultando a comunicação – deve-se procurar fazer as perguntas com voz clara e em bom tom. Isto não significa gritar para o paciente, o que, aliás, pode prejudicar mais do que ajudar a comunicação. A má compreensão das perguntas poderá levar a respostas inacuradas. Recomenda-se, assim, procurar sentar-se próximo ao paciente e em ambiente sem barulho. A utilização de termos mais apropriados ao vocabulário de pessoas idosas, evitando-se particularmente jargões e termos médicos, é necessária e pode facilitar bastante o diálogo entre entrevistador e entrevistado. Sempre que possível, cheque se o que foi dito foi claramente entendido pelo paciente idoso e, vice-versa, se foi entendido o que o paciente desejou relatar. Isto é especialmente importante no momento de se negociar um plano de tratamento e acompanhamento do paciente, descrito adiante neste capítulo.

Ocorrência freqüente de comprometimento cognitivo – nessa situação, boa parte da informação é normalmente fornecida pelo acompanhante e/ou cuidador (Sheehan, 1997). Na anamnese geriátrica, sempre que a informação for proveniente de informante é desejável que se conheça o perfil do mesmo, seu efetivo envolvimento com o paciente, e a possibilidade de interesses secundários em jogo que podem superesetimar ou subestimar determinadas informações. Por exemplo, um cuidador com receio de que o relato de uma queixa do paciente possa denotar baixa qualidade do serviço prestado, pode simplesmente deixar de comunicá-la ao médico.

Circunlóquio – muitos idosos têm o momento da anamnese como oportunidade para dialogar e rememorar eventos pregressos. Com efeito, é comum circunlóquio no relato da história clínica. O médico não deve bloquear a satisfação do paciente em relatar aspectos de sua vida. Para o paciente não há separação entre doença, sintomas e seu contexto de vida. A descrição técnica e arrumada de sintomas só existe de fato em livros-textos. Por último, ouvir este relato favorece conhecimento mais abrangente do idoso, assim como o estabelecimento de laços com o mesmo.

Tempo, no entanto, é também elemento essencial em uma consulta. A prolixidade, se não adequadamente trabalhada, pode transformar a consulta improdutiva e demorada. Assim, recomenda-se de forma sutil orientar de tempo-em-tempo a história para o foco de interesse, sem de algum modo demonstrar desprezo pelo discurso abrangente do paciente. Vejamos o exemplo de uma resposta prolixa do idoso e um arremate do médico procurando puxar a história para o foco de interesse:

— *Seu Manoel, quando foi que o senhor passou a sentir esta dor? Pergunta o médico.*

— *Bem, esta dor, deixe-me ver...Acho que foi uma vez em que eu estava no sítio de meu filho...Este meu filho é um rapaz muito trabalhador e comprou este sítio...Lá é muito bom, tem muitas frutas, um terreno enorme... Aí, vai sempre todo mundo para lá nos finais de semana...É muito bom. Eu também já tive um sítio lá próximo, mas as dificuldades...*

— *Quer dizer, seu Manoel, que o senhor sentiu esta dor quando estava no sítio e isto foi há quanto tempo? Arrematou o médico.*

O circunlóquio, por outro lado, pode ajudar a introduzir elementos que facilitariam o estabelecimento de laços ou afinidade do profissional com o paciente. Pode-se, por exemplo, identificar amigos, interesses ou origens em comum. Assim, no exemplo anterior, antes de fazer a pergunta sobre há quanto tempo aparecera a dor, poderia também o médico ter reforçado o estabelecimento de laços ou afinidade com o paciente idoso, descrita no item 4:

— *Bem, esta dor, deixe-me ver...Acho que foi uma vez em que eu estava no sítio de meu filho...Este meu filho é um rapaz muito trabalhador e comprou este sítio...Lá é muito bom, tem muitas frutas, um terreno enorme... Aí, vai sempre todo mundo para lá nos finais de semana...É muito bom...*

— *Quer dizer, seu Manoel, que o senhor gosta de fruteiras, coisas de sítio...? Eu também aprecio bastante...*

Longo curso de vida – o desejo de relatar eventos julgados como relevantes para vida não se confunde necessariamente com prolixidade. Dado o curso prolongado de vida e experiências da pessoa idosa, a história clínica aqui ganha, inevitavelmente, um lapso de tempo bastante prolongado. Muitos teriam de fato que relatar a história a partir de décadas atrás. Cabe ao profissional entender esta característica, mas ao mesmo tempo ter habilidade de discernir informações fundamentais e tentar passar rápido sobre eventos pregressos sem relevância maior para o contexto atual. Isto nem sempre é fácil, e muitas vezes há que ser trabalhado em mais de uma consulta.

Muitos pacientes adentram ao consultório com sacolas de exames, alguns realizados há décadas e, freqüentemente, em outros serviços. Costumam nessa ocasião assumir postura lacônica na descrição de seus sintomas, acreditando que o profissional possa entender seu caso somente lendo os laudos dos procedimentos de diagnóstico. Constitui equívoco conduzir a história clínica a partir dos exames, e tornar secundária a conversa direta com o paciente, cuidadores e familiares. Cabe aqui o mesmo procedimento de discernir aqueles exames que seriam mais importantes para o contexto atual, procurando sempre analisá-los após obtenção de dados clínicos pertinentes. Vale ressaltar que a análise dos procedimentos diagnósticos já realizados pode ser valiosa em evitar duplicação desnecessária dos mesmos, assim como possibilitar o clareamento de informações fornecidas na anamnese. Muitos pacientes entendem como gesto de interesse por seus problemas a leitura atenciosa pelo médico de seus exames.

Elementos importantes da entrevista geriátrica

Na entrevista geriátrica são especialmente relevantes informações sobre:

Uso de medicamentos – uso de medicamentos é parte essencial do cuidado geriátrico. A grande maioria dos idosos, inclusive no Brasil, usa pelo menos um medicamento (Coelho Filho, Marcopito e Castelo, 2004), sendo comuns interações medicamentosas e reações adversas. O detalhamento, pois, sobre os fármacos em uso, tempo de utilização, doses e quem os prescreveu, é crítico na abordagem do paciente idoso. Devem-se estimular pessoas idosas e cuidadores a portarem uma lista dos medicamentos em uso, com respectivas apresentação e posologias.

Capacidade funcional – estado de saúde de uma pessoa idosa é melhor definido pela avaliação de sua capacidade funcional, mais do que pelo número de doenças crônicas que apresenta. Este é um constructo importante na medicina geriátrica e que supera o tradicional enfoque do paciente baseado nas entidades clínicas que apresenta. Um paciente idoso que apresenta cinco doenças crônicas e que está autônomo e independente para fazer compras, administrar seu dinheiro, sair para passear e ir à igreja, se encontra em condições bem melhores do que um outro que tem somente osteoartrose de joelho, mas com impedimento da deambulação e dor contínua. A capacidade funcional do idoso deve ser, conseqüentemente, parte integrante de sua história clínica. Representa elemento valioso para se avaliar evolução clínica, resposta a um determinado tratamento e definição de necessidades do paciente, com implicações nas estratégias terapêuticas e recursos exigidos (Fleming, Evans, Weber e Chutka, 1995). Ademais, problemas clínicos no idoso costumam manifestar-se, em seu início, fundamentalmente através de comprometimento da capacidade funcional, seja em função de comprometimento cognitivo, como no caso de demência (o paciente não faz uma determinada atividade porque não sabe como fazê-lo), ou em função de comprometimento físico (o paciente não faz por que não pode fazê-lo).

A avaliação da capacidade funcional pode ser feita através da mensuração da capacidade de o idoso fazer, por conta própria ou com ajuda, as atividades básicas de seu cotidiano (as chamadas AVD – "Atividades Básicas da Vida Diária" – ou, do inglês, *ADL – Activities of Daily Living*), tais como alimentar-se, tomar banho, pentear-se, vestir-se, ir ao banheiro e caminhar. Dizem respeito à capacidade de o idoso exercer seu auto-cuidado. Pode-se, ainda, avaliar as chamadas "Atividades Instrumentais da Vida Diária", que dizem respeito àquelas que espelham a capacidade de o idoso interagir com a comunidade, incluindo pegar transporte, gerenciar as contas e atender telefone (Kane et al., 2004).

Avaliação mental – pessoas idosas são susceptíveis a problemas mentais. Dentre aqueles com 85 anos ou mais, até 40% podem apresentar-se com quadro de demência. Depressão maior ou sintomas depressivos são também altamente prevalentes e costumam ocorrer de forma atípica no idoso. Estes distúrbios nem sempre se fazem evidentes na história, de modo que seu rastreamento rotineiro através de testes e escalas padronizados é essencial. O Miniexame do Estado Mental (Folstein, Folstein e McHugh, 1975) é instrumento classicamente utilizado para avaliação cognitiva, especialmente entre os com queixa de declínio de memória. Permite identificar idosos com possível quadro de demência e que devem ser submetidos a avaliação cognitiva mais detalhada. Sugestões para seu uso no Brasil têm sido publicadas (Brucki, Nitrini, Caramelli, Bertolucci e Okamoto, 2003). Por sua vez, amplamente utilizada para rastreamento de casos de depressão é a Escala Geriátrica de Depressão (Yesavage e Brink, 1983), de aplicação bastante simples. A descrição detalhada dos testes e escalas utilizados na abordagem de pacientes idosos encontra-se fora do escopo deste capítulo. Vale mencionar que a aplicação de testes cognitivos deve ser sempre precedida de explanação sobre o porquê de termos que fazer aquelas perguntas e eventualmente pedir desculpas por algumas delas. É que as mesmas podem ser entendidas como excessivamente banais por determinados pacientes e, assim, entenderem que sua capacidade intelectual está sendo subestimada pelo profissional.

Avaliação do cuidador – o cuidador representa uma importante interface entre o profissional de saúde e o idoso, particularmente para aqueles com maior grau de dependência. Cuidadores desse grupo de idosos são particularmente susceptíveis ao chamado *estresse do cuidador*, vindo a desenvolver quadros de ansiedade e depressão com relativa freqüência. Idosos com cuidadores com essa condição têm reduzida a qualidade da atenção recebida e são mais vulneráveis a maus-tratos. O olhar do profissional que atende a pessoas idosas deve, portanto, ser também voltado aos cuidadores (Brown, Potter e Foster, 1990), havendo necessidade muitas vezes de orientar e implementar intervenções que visem garantir não somente a melhor qualidade de vida do cuidador, como também a qualidade do trabalho que exerce. Cabe entender os elementos sociais e psicológicos envolvidos no processo de cuidado do idoso. Cuidadores familiares são, em sua maioria, mulheres, esposas ou filhas, que foram "designadas" para esta tarefa. Neste processo, encontram--se sentimentos que foram carreados ao longo dos relacionamentos entre as partes. Cite-se o caso de filhos que foram oprimidos na infância pelos pais e que podem assumir involuntariamente postura de "acerto de contas" quando é chegado o momento de inversão de papéis, ou seja, o filho passa a gerir as ações do pai. Por outro lado, bastante comum entre cuidadores familiares é a condição do exercício sem limites do compromisso incutido ao longo da vida em cuidar bem dos pais, em uma espécie de pagamento de uma dívida. Cuidadores com esta postura exageram no cuidado, no afã de oferecerem o "melhor" para os seus, e muitas vezes não aceitam a idéia da morte do idoso, ou sequer ter um necessário período de descanso da árdua tarefa de cuidar, pois é geralmente entendido como abandono de seu compromisso e solidariedade. Na relação com médicos, podem-se, nesses casos, encontrar exigência em excesso do profissional, supervalorização de intercorrências e superestimação da gravidade dos eventos. O não reconhecimento e gerenciamento desse contexto pelo profissional pode causar erosão no relacionamento e comunicação com cuidadores, familiares e idosos, com óbvias repercussões sobre a qualidade do cuidado (Brown et al., 1990).

Avaliação de hábitos e estilos de vida – idosos são acometidos fundamentalmente por doenças crônicas, nas quais hábitos e estilos de vida têm papel essencial. Uma cuidadosa avaliação sobre atividade física, alimentação, tabagismo e ingestão de bebida alcoólica deve ser feita na consulta do idoso, com dois objetivos fundamentais. Primeiro, para elaboração de um plano de cuidados que inclua ações de promoção da saúde, seja através do reforço positivo, naqueles com hábitos e estilos saudáveis, seja através da implementação de um processo de apoio a mudanças, naqueles com comportamentos favorecedores de agravos à saúde. Note-se que no último caso trata-se de elaborar uma interação, muito mais do que oferecer, por vezes coercitivamente, um conjunto de ordens do que se deve ou não fazer. Segundo, para obtenção de informações que pavimentarão o plano de tratamento a ser oferecido. Por exemplo, em um indivíduo sedentário e com sobrepeso, portador de *diabetes mellitus*, a proposição de atividade física regular é um elemento crucial do manejo terapêutico.

ESCLARECENDO O QUADRO CLÍNICO E ACORDANDO UM PLANO DE TRATAMENTO

Após colher as informações sobre os pacientes, o médico deve esclarecer o quadro clínico, dirimindo dúvidas, assim como informar e negociar um plano de tratamento e acompanhamento. Neste contexto, emergem recomendações (por exemplo, mudanças de estilo de vida) e prescrições medicamentosas. A negociação de um plano implica acordo dos objetivos e resultados esperados com o tratamento, levando em conta preferências, valores, atitudes e recursos existentes. Deve-se também exercitar a aplicação e contextualização da melhor evidência científica disponível para cada contexto clínico. Estratégias de motivação para adesão ao plano devem também ser utilizadas pelo médico e são particularmente importantes quando se lida com doenças crônicas, comuns no envelhecimento, que implicam muitas vezes na necessidade de mudança de hábitos e estilos de vida.

Nesta etapa é relevante que o profissional utilize de estratégia para verificar se as informações fornecidas foram bem entendidas por ambos, o profissional e o paciente (e/ou familiares e cuidadores). Observe os seguintes exemplos:

— *Nós temos agora combinado um plano de tratamento do senhor. Só para termos certeza de que ficou entre nós bem claro o que conversarmos, o senhor poderia nos falar sobre o que foi combinado?*

— *Bem, quer dizer que o senhor gostaria que tentássemos primeiro um tratamento clínico, mas sabendo que após um mês deverá retornar para uma nova avaliação...*

CONCLUSÃO

A comunicação com idosos é revestida de desafios, decorrentes em grande parte das peculiaridades do processo saúde-doença na população geriátrica. Incluem-se as atitudes do idoso frente à vida e ao mundo, o significado da velhice e envelhecimento, a ocorrência de morbidades que interferem na comunicação, e a condição de fragilidade presente em muitos longevos. Esta última implica na participação freqüente de terceiros na relação profissional-idoso, ou seja, de cuidadores formais ou familiares. As características dos cuidadores podem emprestar especial dinâmica ao processo de interação com o idoso. Habilidades para adequada comunicação com o idoso são necessárias para assegurar a qualidade do cuidado e satisfação de indivíduos neste grupo etário, que é cada vez mais representativo entre os que acorrem aos serviços de saúde.

REFERÊNCIAS BIBLIOGRÁFICAS

Brown LJ, Potter JF & Foster BG. Caregiver burden should be evaluated during geriatric assessment. *J Am Geriatr Soc*, 1990; 38, 455-60.

Brucki SMD, Nitrini R, Caramelli P, Bertolucci PHF & Okamoto IH. Sugestões para o uso do Mini-Exame do Estado Mental no Brasil. *Arq Neuropsiquiatr*, 2003; 61(3-B), 777-81.

Carson CA. Nonverbal Communication. **In**: Cole SA & Bird J (Eds.). The Medical Interview: The Three-Function Approach. St. Louis: Mosby, 2ª edição, 2000.

Coelho Filho JM, Marcopito LF & Castelo A. Perfil de utilização de medicamentos por idosos em área urbana do Nordeste do Brasil. *Rev Saúde Pública*, 2004; 38(4), 557-64.

Cole AS & Bird J (Eds.). The medical interview: the three-function approach. St. Louis: Mosby, 2ª edição, 2000.

Fleming KC, Evans JM, Weber DC & Chutka DS. Practical functional assessment of elderly persons: a primary-care approach. *Mayo Clin Proc*, 1995; 70, 890-910.

Folstein MF, Folstein S & McHugh PR. Mini-mental state: a practical method for grading the cognitive state of patients for the clinician. *Psychiatr Res*, 1975; 12, 189-98.

George RL & Cristiani T. Improving communication with older adults. **In**: Ernst NS & Glazer-Waldman HR (Eds.). The Aged Patient: A Source Book for the Allied Health Professional. Chicago: Year Book Medical Publishers, 1983.

Grimley Evans J. Introduction. **In**: Grimley

Evans, Williams TF, Beattie BL, Michel JP & Wilcock GK. (Eds.). Oxford Textbook of Geriatric Medicine. Oxford: Oxford University Press, 2ª edição, 2000.

Johnston CB, Covinsky KE & Landefeld S. Geriatric Medicine. **In**: Tierney LM, McPhee SJ & Papadakis MA. (Eds.). Current Medical Diagnosis e Treatment. New York: Lange Medical Books, 44ª edição, 2005.

Kane RL, Ouslander JG & Abrass IB. Essentials of Clínical Geriatrics. New York: McGraw-Hill, 5ª edição, 2004.

Kerzner LJ, Greb L & Steel K. History taking forms and the care of geriatric patients. *J Med Educ*, 1982; 57(5), 376-9.

Lloyd M & Bor R. Coomunication Skills for Medicine. New York: Churchill Livingstone, 1996.

Maguire P. Comunication skills for doctors: a guide to effective communication with patients and families. London: Arnold, 2000.

Sheehan MN. Approach to the older patient. **In**: Wei JY & Sheehan MN. (Eds.). Geriatric Medicine: A Case-Based Manual. Oxford: Oxford University Press, 1997.

Skrastins R, Merry GM, Rosenberg GM & Schuman JE. Clinical assessment of the elderly patient. *Can Med Assoc J*, 1982; 127, 203-6.

Wright WB. How to examine an old person. *Lancet*, 1997; 1:(8022), 1145-6.

Yesavage JA & Brink TL. Development and validation of a geriatric screening scale: a preliminary report. *J Psychiatr Res*, 1983; 17(1), 37-49.

TERCEIRA PARTE

CAPÍTULO 9

ASPECTOS DA INTERAÇÃO
DO MÉDICO COM A FAMÍLIA

* *Ana Cecília de Souza Bastos*
* *Anamélia Lins e Silva Franco*

A relação médico-paciente, mesmo se aparentemente restrita a uma vivência particular entre médico e paciente, é influenciada por características sociais e culturais do paciente e do médico. A família, enquanto contexto social mais próximo, pode constituir um aliado positivo ou um desafio para o profissional de saúde e ao médico, em particular, em seu relacionamento com o paciente. Duas tarefas são centrais aí:

1. O médico precisa se relacionar com a família, não apenas com um paciente isolado – que dificilmente existe enquanto tal – e sim em uma rede de relações.
2. O médico precisa construir alianças com a família, visando a promoção da saúde.

Neste capítulo, nossos objetivos são justamente: a) colocar em pauta o conceito de família como um contexto de desenvolvimento humano e unidade primária de reprodução de cuidados à saúde; b) a partir de alguns dados empíricos (Bastos, Franco, Velame e Teixeira, 1998; Franco, 2002), argumentar que a aliança do médico com a família é fundamental para um efetivo trabalho de promoção de saúde, com impacto potencial sobre a qualidade de vida das populações e dos profissionais em seu local de trabalho;

c) finalmente, indicar alguns aspectos para os quais o médico pode prestar atenção, de modo a melhorar sua sintonia com a realidade familiar de seu paciente.

FAMÍLIA, DESENVOLVIMENTO HUMANO E SAÚDE

PARE e PENSE

Para diagnosticar e tratar o problema que seu paciente lhe traz, você leva em consideração o contexto familiar em que ele vive? Você se dá ao trabalho de imaginar como pode ser a realidade familiar desse paciente?

A família, enquanto primeiro ambiente social experienciado pelo indivíduo, é um contexto fundamental para seu desenvolvimento e para a reprodução dos cuidados à sua saúde. Suas funções e tarefas mais importantes e permanentes têm sido a reprodução da espécie, a criação e a socialização dos filhos, a transmissão essencial do patrimônio cultural.

A família é plural tanto em seus membros quanto em suas experiências. Em um mundo complexo, no qual se torna impossível ignorar a crescente interdependência entre as várias esferas do viver, alterações como a diminuição de tamanho da família, o acréscimo de pais solteiros, a maior complexidade da maioria dos tipos de família, as alterações na interface da família com o mundo do trabalho, a emergência de redes de apoio alternativas à família e as estruturas familiares múltiplas são fenômenos que requerem uma abordagem capaz de dar conta da articulação, convergências e tensões de múltiplos papéis em diferentes esferas da vida social. Finalmente, quando vista sob a perspectiva da saúde pública, é importante reconhecer a família como um sujeito capaz de propor estratégias, como defende Saraceno (1989). Nesse sentido, ao produzir e reproduzir práticas sociais, a família contribui simultaneamente para a permanência e para a inovação da cultura.

Esta idéia poderia ser facilmente observada, por exemplo, com relação a práticas de amamentação. Biologicamente, as mulheres encontram-se capazes para amamentar – as mamas túrgidas muitas vezes são o primeiro sinal da gestação identificado pela mulher e por pessoas que lhe são próximas. Ao nascer a criança, é chegada a hora de "colocar a criança no peito toda vez que ela solicitar", prática recomendada pelo profissional de saúde, gerando controvérsias e fazendo com que se explicitem crenças familiares sobre saúde e desenvolvimento: "Esta criança chora muito de fome, seu leite é fraco"; "ele está com cólicas, dê um chazinho", são as frases mais comuns entre os familiares. Responder ao desafio dos primeiros dias de interação com uma criança com leite materno exclusivo, este complementado com leite artificial, chazinhos e outras alternativas, significou, ao longo da história recente, a manutenção ou a inovação de práticas culturais.

A experiência das famílias, dentro dos diferentes grupos e classes sociais e através deles, é muito heterogênea. As famílias ocupam espaços diferenciados em sua luta pela sobrevivência e pela reprodução da vida (Bilac, 1978; Telles, 1990). E, ao ocupar estes espaços, estabelecem relações de convivência, conflituosas ou não, trocam experiências, acumulam saberes, habilidades, hábitos e costumes, reproduzindo concepções e cultura.

A família é, também, o *locus* privilegiado para observar o impacto, a natureza e a atuação das redes de apoio social imediatas ao indivíduo, capazes, em graus diversos, de minimizar os efeitos de estressores na saúde, em diferentes pontos do ciclo de vida (Costa e Lopez, 1986). Para compreender a família, portanto, é necessário passar a vê-la como um sistema dinâmico que se move em conjunto através do tempo. Aquilo que acontece com um membro do sistema afeta, de diversas maneiras e intensidades, todo o sistema familiar. A importância desse impacto varia de acordo com o estágio do ciclo de vida familiar (Carter e Mcgoldrick, 2001).

Ao longo das idades da vida, a organização e o funcionamento da vida cotidiana de uma família são produzidos por práticas culturais que envolvem *processos de coordenação de diferentes subjetividades pessoalmente construídas* (Valsiner, 1989), ou seja, uma criança, ao entrar em um mundo social através de sua família, encontra uma rede já estruturada de interações entre pessoas diferentes em gênero, valores, temperamento e habilidades. Essas pessoas desenvolvem uma história de relacionamento que as torna uma família singular, diferente das demais. É essa história também que vai gerar a própria sobrevivência da família como grupo social e a qualidade de vida de seus membros. É nesse sentido que a saúde torna-se um "assunto de família", pois é na família que as pessoas sofrem problemas de saúde, desejam ter saúde e cuidam da saúde. Isso ocorre não somente em momentos específicos em que são necessários cuidados profissionais, mas sob condições cotidianas que envolvem o cuidado com relação à água, aos alimentos, à moradia, à higiene, ao lazer e aos hábitos sociais.

As práticas de cuidado à saúde observadas em uma família articulam vários níveis de ação: a família, os serviços de saúde, o contexto social mais amplo onde estão integradas e os indivíduos, particularizados em suas ações. Tradicionalmente, observa-se que estudos que abordam a problemática de cuidado à saúde, tendo nos serviços o seu eixo principal, enfatizam políticas públicas de atenção à saúde, no que diz respeito às diretrizes políticas, à organização de serviços, à implantação e à implementação de ações em saúde. No entanto, ainda é muito pouco o que se escreveu sobre o que acontece com o cuidado à saúde dentro das "quatro paredes" de uma casa, em família.

Como se dá a atenção à saúde no âmbito familiar? O quanto o médico tem acesso ao modo como os pacientes, em família, seguem as suas prescrições e orientações? De que natureza são as decisões subjetivas do cuidado à saúde e as dinâmicas familiares onde elas se processam? Quais são as dificuldades para uma família quanto a seguir uma orientação médica?

Temos que começar a compreender essas questões com força. Só assim entenderemos as dificuldades quanto à adesão da população às ações de educação e ao controle em saúde. Como observa Massé (1995), a saúde pública, no mundo ocidental, não se mostrou ainda capaz de responder ao desafio crucial contemporâneo de propor programas de intervenção *culturalmente sensíveis e adaptados ao contexto, no qual vivem as populações às quais são destinados*, especialmente quando se trata de populações vivendo em condições de pobreza e desigualdade social. É importante considerar que os programas de educação para saúde confrontam o vivido e aprendido em família com o que deve ser recomendado pelos profissionais de saúde.

RISCO E PROTEÇÃO NA FAMÍLIA

Além de **heterogêneo**, o contexto familiar é também **complexo**. Assim como representa permanência e mudança, o contexto familiar significa simultaneamente risco e proteção para o desenvolvimento humano e para a saúde. A dinâmica familiar de vidas interdependentes acarreta tanto a disponibilidade de suporte social como suas limitações: são os *benefícios e custos dos vínculos sociais*, como observa Elder Jr. (1987). Ao lidar com problemas de saúde, a família desenvolve mecanismos próprios de enfrentamento, certamente com os meios construídos em sua trajetória, variando de acordo com os valores prevalentes em seu grupo social de referência e com a oferta e a disponibilidade de recursos sócio-sanitários (Bastos e Trad, 1998).

Estudos em saúde mental indicam, ainda, que um estilo mais ativo de enfrentamento de estressores ambientais pode transformar fatores de risco em desafios, que representarão crescimento para o indivíduo ou para a família (Rutter, 1986). Esse fato é, sem dúvida, um encorajamento a programas baseados em participação comunitária, como é o caso do Programa de Saúde da Família no Brasil e de programas semelhantes em outros países como Canadá, Cuba e Inglaterra.

Para entender a que fatores de risco uma família está exposta e quais são os seus recursos (materiais e comportamentais) para enfrentá-los, é necessário assumir uma perspectiva de promoção da saúde mais ampla, a partir de informações que nem sempre se tem a partir das anamneses e dos exames. Pensar em saúde, que não é apenas a ausência de doenças, implica:

a) uma priorização crescente à investigação de padrões de vulnerabilidade e resiliência[7] diante de situações que configuram adversidade: pobreza, status minoritário, violência, conflitos intrafamiliares e sociais (Sameroff e Seifer, 1983; Rutter, 1986; Luthar e Zigler, 1991);

b) a identificação de situações, grupos e momentos de risco no curso de vida das famílias (Cowan, 1991; Elder Jr., 1991).

Não é suficiente, portanto, pensar em risco e proteção a partir de uma simples listagem de indicadores de risco presentes no contexto. É preciso contextualizar a identificação e a descrição de processos e de mecanismos

---

[7] As noções de resiliência e vulnerabilidade referem-se à condição diferenciada que pessoas e famílias têm para enfrentar condições adversas, que representam risco potencial ou real à saúde e ao desenvolvimento. Envolvem toda uma dinâmica, resultando de uma combinação de recursos pessoais e sociais que pessoas e famílias podem ou não manejar de modo favorável.

configuradores de risco e proteção dentro de um processo mais amplo de interação social, inclusive em seus componentes simbólicos. Por essa razão defendemos a adoção de enfoques interacionistas, capazes de dar conta da interdependência entre mudanças nos contextos e mudanças nos indivíduos e grupos, enfatizando transações indivíduo-contexto e tomando o curso de vida familiar em perspectiva. Nesse sentido, a valorização das experiências singulares de indivíduos e famílias, numa diversidade de contextos socioculturais, é relevante para compreender a dinâmica da relação risco-proteção, tendo a qualidade de vida como perspectiva (Bastos e Trad, 1998).

A família seria o contexto privilegiado para a observação de como atuam as fontes de apoio mais imediatas ao indivíduo, podendo-se pensar, como Costa e Lopez (1986), em dois níveis de apoio social: informal (familiares, vizinhos, amigos, conselheiros religiosos etc.) e formal (profissionais), claramente implicadas na construção cotidiana de itinerários terapêuticos (Kleinman, 1986).

A ALIANÇA ENTRE MÉDICO E FAMÍLIA

PARE e PENSE

Você leva em conta as capacidades e recursos familiares com os quais o paciente pode contar?

Para você, que validade tem o saber sobre saúde que existe no contexto familiar do paciente?

Você já aprendeu alguma coisa com os seus pacientes e suas famílias?

Ao longo do percurso que vai do surgimento do problema a seu tratamento e à prevenção, podem ser identificados, no contexto familiar, diferentes itinerários terapêuticos. Do ponto de vista do indivíduo ou da família, a figura 9.1 apresenta uma representação gráfica do que pode se constituir um itinerário terapêutico.

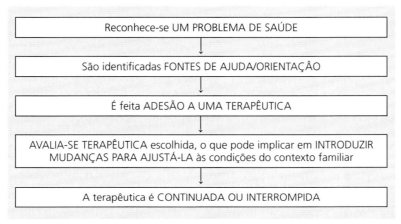

Figura 9.1 – Experiência subjetiva ao longo do itinerário terapêutico.

O itinerário terapêutico, a concepção e a própria inserção da família em sistemas de suporte social são expressos, socializados e transmitidos no espaço doméstico. A literatura sugere que o indivíduo submetido a condições adversas usa várias alternativas de superação de agravos que atingem sua saúde: esgotando as competências individuais, o indivíduo adota alternativas, de início envolvendo uma rede de apoio social leiga (Costa e López, 1986). Não obtendo sucesso, recorre a prescrições dos profissionais supostamente competentes. Estes profissionais, freqüentemente, fazem parte de vários sistemas médicos, apesar da biomedicina ser a alternativa predominante no serviço público.

A experiência da família, vista ela própria como um sistema em desenvolvimento (Bronfenbrenner, 1995; Franco e Bastos, 2002), conduz à adoção ou ao abandono de práticas de cuidado, dando lugar à construção de modos pessoais de construção de itinerários terapêuticos, na busca de resoluções dos problemas de saúde-doença. Finalmente, esses saberes e práticas podem ser importantes aliados do médico no relacionamento com o seu paciente – e não apenas obstáculos ao tratamento.

A história de uma jovem trabalhadora pode ilustrar esta discussão. A jovem chega ao posto de saúde mancando, tinha sofrido uma queimadura no cano de escape de uma moto-taxi. Imediatamente após a queimadura colocou um ungüento à base de eucalipto, que sua mãe tinha em casa, considerando que este refrescaria a queimadura. Com o passar dos dias a aparência da queimadura fez com ela e uma amiga achassem que estava inflamando, e, por isso, usou uma pomada ginecológica antiinflamatória que a amiga colocara em um frasquinho e por isso, ela não sabia o nome do medicamento. No dia em que a moça chegou no posto já tinha seis dias que tratava da queimadura. Foi ao posto porque achava que a queimadura estava secando, mas muito devagar, e com uma pele "muito escura". Mas o pior era uma dor que estava tendo na parte "de trás" da perna: "será que estava refletindo?" Andava mancando com a perna parcialmente fletida. Ao chegar no posto, como não tinha ficha para ser atendida e diante da gravidade do seu problema, do número de dias do ocorrido, foi atendida por uma auxiliar de enfermagem que higienizou a ferida da queimadura e deu-lhe uma pomada para usar duas ou três vezes por dia. A paciente foi para casa, aparentava estar satisfeita, mas repetia várias vezes: "será que esta dor vai passar com esta pomada?"

Tratar a família como contexto de desenvolvimento humano e como espaço privilegiado do processo saúde-doença implica, portanto, assumir instâncias de análise que focalizem sistematicamente o próprio ambiente, trazendo exigências conceituais e metodológicas: o indivíduo-em-contexto, construindo novidade sociopsicológica na atividade conjunta com outros. Portanto, os modos de perceber e lidar com uma doença passariam a fazer parte da organização da família, em um esforço mútuo e partilhado. Podemos dizer que eles passam a ser parte do patrimônio da família, como um saber importante para cuidar da saúde e ampliar qualidade de vida.

OS SISTEMAS TERAPÊUTICOS E A FAMÍLIA

O sistema médico-biomédico está interligado com os demais sistemas terapêuticos dentro de uma sociedade e partilha com estes as mesmas suposições, valores e visão de mundo (Ferreira, 1994).

Nas sociedades modernas, há um número considerável de grupos e indivíduos que oferecem ao enfermo sua maneira particular de explicar, diagnosticar e tratar as doenças (Helman, 1994). Esses sistemas terapêuticos coexistem em paralelo, mesmo quando originários de diferentes contextos culturais. Helman (1994) supõe que, na maioria das vezes, o que importa para o doente é a eficácia de uma terapêutica em aliviar o sofrimento.

É no campo leigo, não-profissional e não-especializado da sociedade, que, segundo Kleinman (1986), as doenças são, em primeiro lugar, reconhecidas e definidas, para depois serem iniciadas as ações de tratamento. Helman (1994), assinalando o lugar privilegiado ocupado pelo grupo doméstico na atenção à saúde, estima que entre 70% a 90% dos tratamentos de saúde ocorrem na família. A família é a sede primeira da assistência à saúde em qualquer sociedade, sendo as mulheres, geralmente as mães ou as avós, quem diagnostica as doenças mais comuns, tratando-as com os recursos dos quais dispõem (Chrisman, *apud* Helman 1994). O itinerário terapêutico só incluiria novas alternativas, fora do âmbito doméstico, quando essa competência básica se esgotasse.

A relação entre saber médico e senso comum, nas práticas e representações de saúde e doença, originam-se de uma reinterpretação, por parte dos membros das classes populares, de um jargão médico difícil ou impossível de compreender (Boltanski, 1984). Deve-se questionar a natureza desta "não-compreensão"; é possível que ocorra uma apropriação e uma utilização do saber médico, entretanto modificadas pela utilização dos recursos disponíveis na realidade do sujeito.

Estudando a experiência de famílias de um bairro popular de Salvador, Bastos et al., (1998) encontraram uma realidade que chamaram de "desamparo institucionalizado", em outras palavras, para resolver seus problemas de saúde, as famílias abdicam de sua cidadania, desacreditando do Estado como instância que represente qualquer garantia quanto a seus direitos mais fundamentais. As alternativas de ação diante de problemas, quase sempre, baseavam-se na sorte ou destino, ou em regras de reciprocidade ao nível do suporte social informal disponível (família, vizinhança e amigos).

Diante disso, formulou-se um conjunto de questões para reflexão:

Como pensar a saúde no contexto de famílias de camada popular urbana? Como essas famílias utilizam os recursos sócio-sanitários de que dispõem no enfrentamento de circunstâncias relacionadas ao processo saúde-doença? Como focalizar essa realidade a partir de uma visão sistêmica, capaz de dar conta das interdependências entre os indivíduos e os contextos nos quais eles se desenvolvem?

218 PRIMEIRA PARTE

Nesse estudo, as autoras reconstituíram a experiência da família ao se relacionar com o sistema profissional de saúde. Alguns dos resultados encontrados, demonstrando a heterogeneidade de situações e práticas, são destacados a seguir.

1. As famílias têm um padrão de comportamentos e idéias que lhe dizem como usar o sistema profissional de saúde, uso que, portanto, será bem diferenciado. Por razões como essa, problemas de saúde iguais geram itinerários terapêuticos bem diferentes. No exemplo, observa-se que cabe à mulher cuidar das doenças mais comuns que acometem a família, receitando chás e fazendo recomendações para cada tipo de enfermidade, baseadas nas experiências vividas. As condições percebidas como fatores causais serão levadas em conta na experiência futura (sejam ou não causas prováveis). No caso de gripes, por exemplo, D. Dilma[8] conta com um tratamento já estabelecido:

... É pitanga com alho <R>... Pitanga é vitamina C.... Agora não pode misturar com compromido nenhum, porque eu uma vez quis cortar a gripe e tomei um comprimido. Minha senhora, eu quase morro, isso aqui meu [mostra a garganta, o pescoço] me inchou, menina, de um jeito que eu fiquei que não enxergava nada, nem pra pegar um ônibus, quase que eu morro, nunca mais eu tomei folha nenhuma e eu não quero tomar nunca mais, folha nenhuma misturada com compromido, foi Anador, Anador com mãe-preta...Folha de mãe-preta, uma folha gostosa que a gente faz um chá gostoso, nunca mais.

2. As famílias adotam sistemas terapêuticos paralelos, à medida que vão, continuamente, avaliando os resultados obtidos. Um episódio que ocorreu com Lourdes ilustra o uso do sistema formal de saúde aliado a crenças religiosas, valorizando-as de modo equivalente:

Sei lá o que foi... Porque quando eu tive ela [a filha, Paula] com oito dia eu tive hemorragia. Aí voltei pro hospital de novo. Aí cheguei fiz uma promessa com Nossa Senhora de Lourdes, se eu ficasse boa, ela com

---

[8] Utilizamos aqui pseudônimos.

um ano de idade, eu aí me vestia toda de branco, eu e ela, aí botava meu nome numa fita branca e largava lá e tirava o retrato. Só me restou este. O dela, tem um na igreja, outro tá com minha mãe, outro tá tudo esfarrapado... Eu quase morro com oito dias...

Notam-se importantes elementos de estruturação psicológica baseados em crenças, tais como: promessa a uma Santa de seu mesmo nome (Lourdes), a simbolização do evento através de fotografias. Durante as visitas feitas a esta família, Lourdes retorna ao assunto, falando da doença e da promessa, sugerindo o intenso medo ao sentir-se perto da morte e valorizando muito a sobrevivência, que passa a ser considerada um milagre. Apesar desse conteúdo religioso extremamente forte e presente nessa família, em nenhum momento há referência ao abandono de prescrições médicas ou ao não uso do sistema formal de saúde nesse evento tão grave.

3. As famílias tendem a procurar o sistema formal apenas em último caso, exceto diante de problemas acidentais ou crônicos. Os cuidados preventivos à saúde (em geral consistindo em evitar ativamente elementos considerados de risco para a saúde) aparecem como uma forma de evitar ou diminuir a procura ao serviço de saúde, que podem possibilitar o não agravamento de um estado inicial de adoecimento. As estratégias utilizadas por Aparecida, por exemplo, são identificar e proibir o uso de elementos considerados de risco (água gelada, facas, lugares altos etc.), freqüentemente causadores de problemas comuns nos filhos pequenos (gripes, quedas, cortes). Estes cuidados estão associados também à idéia de que crianças não têm condições de cuidar de si mesmas, salvo sob a supervisão de um adulto para ir aprendendo.

Aparecida reduz ao mínimo as ocasiões de levar os filhos ao médico. Nessa família, prevalece a idéia de que apenas condições graves, emergentes, constituem **problemas** de saúde, que demandam cuidados médicos imediatos. No contexto familiar, as doenças mais comuns que acometem a família ficam sob os cuidados da mãe, sem que esta sinta necessidade de procurar cuidados especializados:

... Até gripe, por incrível que pareça, ela demora muito, muito mesmo de aparecer e aí quando aparece é aquela gripe que deixa a gente com os olhos inchados, chorando, né <R>? Graças a Deus... É, faz um cha-zinho, nós não vamos nem pra médico, tomamos um chazinho e pronto.

Já na família de Maria Lúcia, ir ao médico não parece se constituir um evento tão disruptivo[9]. Ela solicita com freqüência o sistema formal de saúde, não apenas no caso da doença crônica de sua filha, que tem um quadro alérgico raro e severo, mas também em relação aos problemas que surgem com as outras crianças. É possível que a continuidade no atendimento exigida pelas constantes crises da filha aumente a probabilidade de atenção mais ou menos regular aos problemas dos outros filhos. Essa prática permitiu que fossem identificados problemas sérios que esses outros filhos tinham: o mais velho, por exemplo, apresentou problemas cardíacos devido a uma infecção por beta-hemolítico, devendo possivelmente se submeter a uma cirurgia. Quanto ao segundo filho, Maria Lúcia faz freqüentes queixas quanto ao seu comportamento: hiperatividade e agressividade; tende, da mesma forma que Lourdes, a explicar esse comportamento excessivo através de causas orgânicas.

4. Existe todo um processo de adequação das prescrições médicas às reais condições de vida da família; raramente o médico tem acesso a essa realidade. Maria Lúcia, por exemplo, se queixa do sistema de saúde devido à dificuldade de fornecimento de remédios, como também dos horários de funcionamento da unidade de saúde. Para ela é muito difícil faltar freqüentemente ao trabalho para levar as crianças. Para conciliar trabalho e cuidado à saúde dos filhos, ela é por vezes obrigada a prorrogar os atendimentos dos meninos ou escolher apenas um para ser tratado a cada vez, mesmo quando o tratamento não pode ser adiado. Assim, acontece, por exemplo, de um vidro de antibióticos ser dividido por duas ou mais crianças, sendo que nenhum vai tomar a dose correta.

---

[9] O termo disruptivo indica uma quebra às vezes inesperada em uma seqüência de cuidados (ver Cowan). P.A., Family transitions, 1991)

5. A utilização do sistema de saúde parece conferir às pessoas e às famílias uma identidade cidadã, representando por vezes a sua primeira oportunidade de tirar documentos e de experimentar o usufruto de um direito: foi isto que aconteceu a Lourdes, de forma tão importante que, ao ser, posteriormente, maltratada durante uma consulta, ela veio a se sentir lesada nesse direito. Lourdes, até o nascimento de seu primeiro filho, não teve necessidade de se identificar como cidadã, pois não freqüentara escola, não tinha trabalho ou casamento legalmente reconhecidos. O primeiro uso de um serviço público feito por Lourdes foi por ocasião de seu primeiro parto, quando ela adquire sua carteira de identidade: ao passar mal na rua, grávida, ela e seu marido são ajudados por um policial, que questiona sobre seus documentos, enquanto a leva a um hospital. É por conta deste episódio que Lourdes tira sua carteira de identidade e se torna cidadã para o mundo. Ter esse reconhecimento e um bom atendimento no parto foram condições que lhe conferiram dignidade. Quando sua filha mais velha apareceu com uma espécie de sarna em seu corpo, Lourdes utilizou uma série de recursos caseiros e ensinados pelos vizinhos ("o pessoal ensina, eu dou a ela"). Como estes não surtiram efeito, a garota piorou. Lourdes vence suas resistências ("Só vou pro *médico na última hora*") e procura um atendimento num serviço público de saúde:

Sair 5 horas da manhã com uma pessoa doente, com fome, só com o dinheiro do transporte, pá chegar lá, a médica olhar pá cara da pessoa ainda sente nojo ainda?!... Então era pá a pessoa descarregar. (...) Ela [a médica] nem chegou perto, só fez perguntar o que é que foi que eu dei, o que foi que eu não dei, como foi aquilo (Lourdes). Leva os meninos, se ele não sabe o que é que as crianças tá sentindo, a função dele é examinar, mas não! (imitando a médica em tom de deboche) "Tá sentindo o que?"

Ela demonstra seu ressentimento frente aos médicos, raiva e uma certa desvalorização pessoal, pois apesar de seus sacrifícios recebe um atendimento que parece refletir uma atitude negligente do profissional de saúde. Neste discurso percebe-se mais os conteúdos afetivos no uso do sistema formal do que um percurso das práticas empregadas. É uma elaboração *a posteriori* da situação vivida e que justifica sua ação atual de só procurar médicos quando os recursos caseiros esgotam.

Observa-se, também, o desconhecimento de que o relato dos sintomas ajuda no diagnóstico diferencial e a idéia de que apenas o exame médico físico especifica a doença.

É importante, portanto, levar em consideração que podem existir conflitos na interface família-sistema de saúde, na medida em que estão envolvidos diferentes recursos e sistemas de crenças e práticas.

Esses episódios ilustram o que afirmamos no início do capítulo, sobre a heterogeneidade e complexidade da realidade familiar, ainda insuficientemente considerada pelas políticas públicas e práticas profissionais em saúde. Evidentemente, são fragmentos que não esgotam a grande diversidade da experiência das famílias, mas representam um convite a um olhar cada vez mais aberto e respeitoso sobre essa experiência.

O OLHAR SOBRE A FAMÍLIA: COMO CONSTRUIR?

"Nossos olhares estão marcados por nossa visão".

Para onde então esse médico, sensível ao contexto cultural das famílias e consciente de seu papel enquanto educador em saúde, deve direcionar o seu olhar e sua atenção?

Queremos, para finalizar, indicar alguns focos principais, em direção aos quais poderemos construir caminhos de parceria médico-paciente em direção à saúde e ao desenvolvimento das famílias.

COMPREENDER A FAMÍLIA (VALORES, SABERES, CRENÇAS)

- Conhecer ou dimensionar a realidade familiar, sua heterogeneidade e complexidade. COMO?

- A família tem um saber do qual o médico deve se beneficiar, em favor do bom cuidado à saúde.
- Respeitar o sistema de crenças e valores em saúde vividos na família.
- Inserir-se sem invadir.

CONSTRUIR PARCERIAS COM A FAMÍLIA

- Incluir a família como prestadora de informações.
- Construir alianças em condições reais, otimizando a probabilidade de sucesso na adesão a prescrições e orientações médicas.
- Incluir a família como favorecedora da adesão às prescrições médicas.

ATUAR COMO EDUCADOR NA PROMOÇÃO À SAÚDE DA FAMÍLIA

- Identificar, desde o momento clínico, oportunidades de educação para saúde.
- Conscientizar-se de que até mesmo as situações de adoecimento e crise podem ser oportunidades de educação e crescimento para as famílias.

TER UMA PERSPECTIVA EM LONGO PRAZO (OU SEJA, DE DESENVOLVIMENTO DA FAMÍLIA), EM CADA AÇÃO E ROTINA

- Considerar a família como um sistema que muda ao longo do ciclo de vida, e que, a depender do estágio do ciclo de vida, enfrenta situações e crises de modos diferentes que a fortalecem.
- Conscientizar-se de que favorecer o desenvolvimento da família é favorecer sua saúde.

SOLIDARIZAR-SE COM A FAMÍLIA

- Administrar sua ansiedade e a ansiedade das famílias em situações de crise e luto.
- Ter uma aproximação solidária em todos os momentos de sua relação com a família, na alegria e no sofrimento.

REFERÊNCIAS BIBLIOGRÁFICAS

Bastos ACS & Trad LAB. A família enquanto contexto de desenvolvimento humano: implicações para a investigação em saúde. Ciência e Saúde Coletiva, 1998; 3, 106-115.

Bastos ACS, Franco ALS, Velame Z, Teixeira AE. Saúde: um dever do estado ou um assunto de família? Análise da experiência de famílias de um bairro popular junto ao sistema de saúde. Relatório de pesquisa encaminhado ao CNPq; 1998.

Bilac ED. Famílias de trabalhadores: estratégias de sobrevivência. A organização da vida familiar em uma cidade paulista. São Paulo: Edição Símbolo, 1978.

Boltanski L. As classes sociais e o corpo. Rio de Janeiro: Edições Graal, 1984.

Bronfenbrenner U. Developmental ecology through space and time. **In:** Moen P, Elder Jr GH, Lüscher K. (orgs). Examining lives in context. Perspectives on the ecology of human development (pp. 619-648). Washington: APA, 1995.

Carter B, Mcgoldrick M & cols. As mudanças no ciclo de vida da família. Porto Alegre: Artmed, 2001.

Costa M & López E. Salud Comunitaria. Barcelona: Ediciones Martínez Roca S/A, 1986.

Cowan PA. Individual and Family Life Transitions: a proposal for a new definition. **In:** Cowan PA & Hetherington EM. (Eds). Family Transitions (pp. 3-30). Hilldale, NJ: Lawrence Erlbaum Associates, Publishers, 1991.

Elder Jr GH. Families and lives: some developments in life-course studies. *J Fam History*, 1987; 12 (1-3), 179-199.

Elder Jr GH. Family Transitions, Cycles, and Social Changes. **In:** Cowan PA &

Hetherington EM. (Eds). Family Transitions (pp. 32-54). Hilldale, NJ: Lawrence Erlbaum Associates, Publishers, 1991.

Ferreira J. O corpo sígnico. **In:** Alves PC & Minayo MC. (orgs). Saúde e Doença: um olhar antropológico (pp. 101-112). Rio de Janeiro: FIOCRUZ, 1994.

Franco ALS. A relação médico-paciente no contexto do Programa de Saúde da Família. Tese. Bahia: UFBA, 2002.

Franco ALS & Bastos ACS. Um olhar sobre o Programa de Saúde da Família: a perspectiva ecológica na psicologia do desenvolvimento segundo Bronfenbrenner e o modelo da vigilância da saúde. Psicologia em Estudo, 2, 65-72, 1994.

Helman C. Cultura, Saúde e Doença. Porto Alegre: Editora Artes Médicas, 1994.

Kleinman A. Concepts and a Model for the Comparison of Medical Systems as Cultural Systems. **In:** Currer C & Stacey M. (bolts). Concepts of Health, Illness and Disease. A Comparative Perspective, 1986; (pp. 29-47). Lanaigton.

Luthar SS & Zigler E. Vulnerability and competence: A review of research on resilience in childhood. *Am J Orthopsychiatric*, 1991; 61, 6-22.

Massé R. Culture et Santé Publique. Montréal: Gaëtan Morin Éditeur, 1995.

Rutter M. Child Psychology: looking 30 years ahead. Journal of Child Psychology and Psychiatry and allied disciplines, 1986; 27, 803-840.

Sameroff AJ & Seifer R. Famílial risk and child competence. *Child Development*, 1983; 54, 1254-1268.

Saraceno C. The concept of family strategy and is application to the family-work complex: some theoretical and methodological problems. **In**: Bon K, Sgritta G, Sussma M. Cross-cultural perspectives on families, work, and change (pp. 1-18.). The Haworth Press, Inc, 1989.

Telles VS. A pobreza como condição de vida: família, trabalho e direitos entre as classes trabalhadoras urbanas. Cadernos da Fundação Carlos Chagas, 07-110, 1990.

Valsiner J. Collective coordination of progressive empowerment. **In**: Winegar LT (ed). Social Interaction and the Development of Children's Understanding (pp. 7-20). Norwood, NJ: Ablex Publishing Corporation, 1989.

CAPÍTULO **10**

ASPECTOS CULTURAIS DA INTERAÇÃO COM O PACIENTE E A COMUNIDADE

• Andrea Caprara

INTRODUÇÃO

Amplamente reconhecido é o fato de que as desigualdades sociais e os fatores macros-sociais são os principais determinantes das condições de saúde de uma população. Sem negar a importância desta consideração, temos de constatar que o estado de saúde de uma população não é somente conseqüência de fatores sociais e econômicos. Uma perspectiva importante interpreta a doença como um produto influenciado pela cultura, entendida como conjunto de idéias, regras, comportamentos compartilhados em um determinado grupo. A cultura organiza a experiência da doença e do comportamento de maneira diversa nas diferentes sociedades.

PARE e PENSE

Você lembra de alguns episódios da sua prática clínica em que a cultura influenciou o processo terapêutico?

Você poderia lembrar de fatores culturais que intervêm no processo saúde-doença?

A INFLUÊNCIA DA CULTURA SOBRE A EXPERIÊNCIA DA DOENÇA: ALGUNS EXEMPLOS DO CEARÁ

Os resultados de uma pesquisa[10] que realizamos sobre a relação entre médicos e pacientes no Programa de Saúde da Família (PSF) no Estado do Ceará, mostram os principais problemas existentes[11] no contexto da atenção primária no Brasil (Caprara e Rodrigues, 2004). Além dos aspectos organizacionais, a alta rotatividade dos médicos e a falta de estruturas físicas adequadas, os aspectos culturais e sociais influenciam todo o processo de prática médica.

Em relação aos fatores culturais, destacam-se terminologias próprias do paciente, no que se refere à compreensão de saúde, doença e simbologia sobre o corpo humano, tornando-se evidente a constituição de uma linguagem própria. *"Ossinho gostoso", "farnisim", "cãimbra de sangue", "dor nas cruzes"*, representam somente algumas expressões populares utilizadas pelos pacientes para expressar seus problemas de saúde e que influenciam a comunicação entre o médico e o paciente. Vejamos a descrição de um médico do PSF:

> "A gente tenta falar numa linguagem mais acessível e o mais cadenciada possível. Às vezes eles não compreendem, às vezes eu peço para eles repetirem, para ver se eles entenderam. Mas quando a gente vê os olhinhos assim... Não entendeu, não é?".

A comunicação nesse momento não acontece, pois os dois utilizam uma linguagem desconhecida sobre o mesmo sintoma, cada um no seu universo cultural e sua angústia de compreender e ser compreendido pelo outro:

---

[10] A pesquisa: "A relação médico-paciente no Programa de Saúde da Família. Uma pesquisa-ação com as equipes de saúde da família do Ceará e da Bahia", realizada no período de 1999 a 2001, teve o apoio do CNPq, como parte do Programa Nordeste de Pesquisa e Pós-Graduação, projeto No. 52.1228/98-0

[11] Na pesquisa foram utilizados métodos quantitativos e qualitativos: entrevistas abertas, observações estruturadas da relação médico-paciente, observação participante. Foram observadas 400 consultas realizadas por 20 médicos, utilizando uma guia de observação estruturada: 200 foram realizadas em áreas rurais e 200 na área urbana de Fortaleza, a capital do Estado (Caprara e Franco, 1999).

228 PRIMEIRA PARTE

"É uma angústia muito difícil. O que acontece quando você sai de uma cultura de um centro mais urbanizado, cultura mais cosmopolita, pra chegar num local onde as pessoas têm outra cultura, até uma outra linguagem. Quase um dialeto que eles têm pra dizer os sintomas deles".

Vale ainda ressaltar a curiosidade e a busca de alguns médicos por compreender a fala dos pacientes, bem como o empenho em diminuir tais diferenças, como neste exemplo de comunicação de posologias de tratamento com pessoas analfabetas: "Assim, a única alternativa que eu bolei foi desenhar mesmo. (…) Eu faço a lua e a estrela para dizer que é a noite…".

Além da linguagem, os médicos enfatizam, através das entrevistas, a diferença cultural que se expressa nos diversos modelos interpretativos sobre a relação saúde/doença, o que, segundo eles, influencia o trabalho de educação, prevenção e tratamento das patologias.

"Não, pra mim, a maior curiosidade é essa questão da visão da saúde--doença que eles têm. É totalmente diferente da nossa, totalmente diferente. A gente foi educado de um jeito tão diferente que a gente diz assim: 'Isso não é nada não'. Mas pra ele é. E eu não sei o que fazer porque eu sei que eu dizer que não é nada não vai dar em muita coisa".

Os aspectos religiosos e a medicina popular se evidenciam como fator cultural no momento em que o paciente valoriza o papel da benzedeira ou rezadeira em substituição ao papel do profissional de saúde, como exemplifica a fala deste médico ao narrar um atendimento:

"Aí chegou lá a dona da casa dizendo que ele já tinha tido desmaio, não sei o quê, já tinha tomado não sei quantos remédios, já tinha ido a não sei quantas rezadeiras e elas tinham dito que não era doença pra médico. Não era doença pra doutor, não era, não adiantava, podia levar pra dez médicos, mas não ia resolver. O problema dele não era problema de doutor. Aí assim: Pois é doutor, aí eu tava querendo fazer o seguinte, tava querendo que o senhor visse meu pai, certo… Eu queria que o senhor visse meu pai, aí o senhor fazia assim: o senhor fazia tudo o que era preciso, o senhor passava um remédio, ou então fazia alguma outra coisa aí, mas eu queria que quando o carro viesse pegar o senhor, eu queria que o senhor desse uma carona pra levar ele até Baturité, porque dizem que lá tem uma rezadeira muito boa mesmo, que é pra poder rezar nele, pra ver se ele fica bom...".

ESTRATÉGIAS DE COMUNICAÇÃO

Diante desse contexto, alguns médicos buscam estratégias de se inserir em outro universo cultural, não se opondo, mas aliando-se a ele. O objetivo é continuar baseando-se no discurso médico e sua lógica, mas mantendo o respeito tanto aos valores quanto às práticas discursivas do paciente, como descreve a seguinte fala:

> "...Eu acho que a gente não deve ir contra porque eles realmente acreditam muito mesmo. (...) Chegar e conversar mesmo, dialogar mesmo com elas e explicar a situação. Como se fosse um trabalho em conjunto com as agentes de saúde. As agentes de saúde são da própria comunidade deles, não é? As rezadeiras também."

Explorando ainda mais a relação médico-paciente no PSF, percebe-se a necessidade de que o médico seja sensível para compreender e intervir em contextos culturais diversos, utilizando-se de estratégias que possibilitem maior inserção na cultura local, favorecendo, assim, o estreitamento do vínculo entre médico e paciente: "A gente já tá agendando uma reunião com as rezadeiras pra passar algumas informações pra elas divulgarem na comunidade: o valor do soro caseiro, o perigo da automedicação."

CULTURA E EXPERIÊNCIA DA DOENÇA: ALGUNS CONCEITOS-CHAVE

Os exemplos mostrados na seção anterior nos mostram a necessidade de uma análise da relação saúde-doença a partir da experiência do paciente, mais que do ponto de vista biomédico, orgânico da doença. Esta distinção foi expressa, já nos anos setenta, por Eisenberg e Kleinman, com a famosa distinção entre doença diagnosticada pela biomedicina (*disease*) e experiência subjetiva da doença vivenciada pelo paciente (*illness*) (Eisenberg, 1977; Kleinman, 1978), e sucessivamente com a introdução do conceito de dimensão social da doença (*sickness*). Entende-se assim por *illness* a experiência do paciente em relação ao mal-estar que o aflige e que está influenciada pela sua formação, personalidade e contexto cultural no qual está inserido. Já a doença, *disease*, representa a explicação médica em termos fisiopatológicos.

EXPERIÊNCIA SUBJETIVA DO PACIENTE E EXPLICAÇÃO BIOMÉDICA DA DOENÇA

Illness e *disease* reafirmam a diferença de concepção entre o paciente e o médico, diante do mesmo fenômeno. O paciente, ao procurar o médico, apesar de atribuir-lhe o lugar do saber, tem uma hipótese sobre o que o aflige, uma idéia do prognóstico como instância de gravidade. O médico, por seu turno, toma o relato do paciente e filtra as informações colhidas a partir de seu saber clínico-laboratorial. A partir daí, sugere hipóteses baseadas nas referências que possui, o que constitui sua pré-compreensão.

Diante dessa diferença de universos, Kleinman (1980) elaborou um modelo explicativo, o *Explanatory Model*, no qual faz uma apresentação dos referenciais que influenciam as concepções do paciente e do médico. Eis uma explicação sobre como se instaura a interseção conceitual entre os membros desta relação: para Kleinman, os modelos explicativos não são formas de pensar ou sistemas de pensamento. Tratam-se de experiências práticas particulares das doenças, guias que ajudam a pesquisa e as decisões clínicas a serem tomadas. Os modelos explicativos revelam processos interpessoais, narrações e racionalizações, construções da realidade e manipulações que constituem a base da comunicação e a troca de recursos e informações (1980)[12].

---

[12] Esses modelos foram criticados por Young (1982), para quem esse conceito representa um fictício "homem racional". Para Young, o modelo explicativo não leva em conta a relação entre o que uma pessoa diz e o que pensa realmente e subvaloriza os determinantes não cognitivos e irracionais dos comportamentos humanos, assim como os determinantes macrossociais e as desigualdades sociais como fatores que intervêm no processo de saúde-doença (Young, 1982). Para Kleinman, ao contrário, a doença é inseparável das redes de significados, no interior dos quais ela é vivenciada. Os modelos explicativos não criam um estereotipado homem racional. Eles situam o clínico e o pesquisador no mundo pessoal e social do paciente, por isso "humanizam" a Medicina. O clínico que utiliza os modelos explicativos faz com que suas compreensões e aquelas dos pacientes sejam "objetivas" não para estabelecer um falso diálogo entre homens racionais, mas para assumir uma abordagem racional ao mundo social.

Kleinman está convencido de que a essência da metodologia clínica está em três expressões: escuta empática, tradução e interpretação. Em trabalhos sucessivos esse autor tentou superar os limites do modelo explicativo, incorporando a dimensão social e do sofrimento do paciente no encontro clínico (Kleinman, 1995; Kleinman, Das e Lock, 1997).

A CULTURA COMO "BARREIRA"

Outro aspecto refere-se ao fato de que os profissionais de saúde consideram as "crenças" e práticas populares como barreiras culturais, procurando nos conhecimentos antropológicos instrumentos para modificar essas práticas. Ao contrário, o primeiro passo teria que ser aquele de reverter este modelo adaptando os programas de saúde aos diversos contextos culturais. Trata-se de analisar as práticas culturais não somente como fatores de risco, como acontecia no passado mais remoto, mas como expressão de elementos positivos, abordando a comunidade como produtora de valores e de práticas de saúde e não somente como consumidora de serviços. Nessa perspectiva, é necessário refletir como as más condições de saúde de uma população apresentam-se mais eficazmente descritas em termos de "desestruturação da tradição" do que de "resistência à mudança".

Muitas das perguntas que os médicos formulam sobre os aspectos culturais focalizam-se ao redor de uma prática só ou de uma "crença" a ser modificada, como, por exemplo, a rejeição, por parte da população, de uma campanha de vacinação, ou a presença de tabus alimentares. Na abordagem desses temas, é necessário refletir que cada aspecto cultural representa o epifenômeno de dinâmicas culturais complexas e interdependentes, e por isso o sentido pode ser compreendido somente levando em consideração o conjunto de valores, representações e práticas do grupo. Temos também que considerar a medicina popular e as práticas médicas de grupos étnicos importantes, como as populações indígenas. Apesar das freqüentes solicitações para a integração de várias formas de medicina tradicional, observa-se uma escassa consciência das diferenças que podem estar presentes sobre as formas em que diversas culturas conferem um sentido, gerenciando socialmente a doença. Para esta finalidade é necessário refletir sobre a lógica complexa das classificações indígenas das doenças e dos processos de tomada de decisão em contexto de pluralismo médico. É necessário conhecer conceitos operacionais fundamentais para relativizar o modelo médico ocidental, como já vimos no caso dos modelos explicativos, e da distinção entre *ilness, sickness* e *disease*, mas também devem ser considerados os itinerários terapêuticos e os fatores culturais que influenciam a adesão ao tratamento.

Enfim, é fundamental a elaboração e uso de material educacional culturalmente apropriado, procurando, do conhecimento antropológico, indicações práticas e operacionais aplicáveis em diversos contextos.

IMPLICAÇÕES PRÁTICAS DESTES CONCEITOS: A ENTREVISTA CLÍNICA CENTRADA NO PACIENTE

Como apresentado no capítulo 2, a abordagem definida como "entrevista clínica centrada no paciente" foi proposta há alguns anos, substituindo o método tradicional de anamnese conhecido por "abordagem centrada no médico" (Stewart, Brown e Weston, 1995). Este último interpreta a doença a partir exclusivamente do ponto de vista biomédico, patológico.

Ao contrário, a Medicina centrada no paciente estimula o médico a analisar não somente os aspectos biomédicos do problema de saúde, mas também a experiência da doença vivida pelo próprio paciente. Os médicos sempre tentaram separar a percepção do paciente sobre a sua doença e o diagnóstico clínico. A eliminação do ponto de vista deste último ocorre em decorrência da idéia de que ele traga um conjunto de elementos que poderiam dificultar o diagnóstico. O médico, em geral, procura selecionar e escutar somente alguns aspectos da história do paciente que permitam a ele chegar a um diagnóstico biomédico. Mishler (1984) entende essa comunicação entre médico e paciente como "dois monólogos paralelos". Na verdade, é importante que o médico considere o ponto de vista do paciente por diferentes razões:

1. O modelo diagnóstico centrado somente sobre o problema orgânico não permite compreender o conjunto de elementos que intervêm na manifestação da doença. Por exemplo, são freqüentes os casos de experiência subjetiva do paciente em relação ao mal-estar sem uma explicação biomédica clara da doença. Os estudos de Blacklock (1977) mostram que, em 50% dos pa-

cientes que se apresentam no consultório médico com dor torácica, a causa não é demonstrável depois de seis meses de acompanhamento. Ao mesmo tempo, podemos estar à frente de situações de uma explicação biomédica sem uma experiência subjetiva do paciente, como nos casos de manifestações hipertensivas não percebidas pelo paciente. Os estudos de Stewart, McWhinney e Buck (1979) mostram que a consulta médica centrada no paciente reduz o número de visitas de acompanhamento, os procedimentos diagnósticos, as referências para especialistas.

O paciente espera que o médico não somente possa curar o corpo dele, como também que esteja disposto a aceitar a sua individualidade. E a resposta a esta expectativa acontece por meio de uma série de sinais: a forma de se relacionar, recebendo o paciente na porta do consultório, dirigindo-se à pessoa pelo seu próprio nome, cumprimentando com as mãos, levantando-se quando ele sai, dispondo a sala do consultório em forma não burocrática (dando a este espaço um clima "de casa"), sendo o menos formal possível, apresentando disponibilidade a uma relação não somente de tipo clínico.

O que é importante não é tanto o que o médico diz, mas o que o paciente entende e vai fazer, pois, para modificar certos comportamentos, é indispensável entender as razões e a percepção da doença pelo próprio paciente. Daí a necessidade de compreender como o paciente se percebe, o que ele acha que seja a causa de seu mal-estar e o que ele acha que deve ser feito.

2. O interesse pela experiência subjetiva da doença permite explorar melhor os fatores que intervêm e garantem mais eficácia na pesquisa diagnóstica. O primeiro passo refere-se à escuta ativa, tentando entender o que o paciente sente, como o interpreta, valorizando o que ele está dizendo. Para fazer isso, é necessário aprender a formular perguntas, tentando perceber e explicitar o processo, compreendendo o contexto. Como mostrado no capítulo 2, a utilização de perguntas abertas que tentam explorar a experiência da doença vivida pelo paciente permite coletar maior quantidade de informações, deixando o paciente livre para contar a própria história. As perguntas abertas devem ser utilizadas principalmente no começo da consulta.

É necessário saber expressar as perguntas de maneira precisa, tentando entender a percepção do paciente sobre seu próprio mal-estar. Conhecendo melhor as interpretações do paciente, podem ser esclarecidas certas observações confusas chegando a um processo de negociação e consenso. O primeiro aspecto a ser considerado é: qual o modelo de realidade do paciente, perguntando-se, por exemplo: como ele define o próprio problema, como aborda os problemas de saúde? As perguntas procuram abarcar também situações vivenciadas (no passado), sem necessariamente produzir modificações a curto prazo. Nesse processo, é necessário evitar a formulação de perguntas com o "porquê" e que implicitamente obtêm respostas justificativas: "Por que você não seguiu a dieta que eu tinha receitado?" Ao contrário, esse tipo de pergunta deve ser feito da seguinte maneira: "O que o impede de seguir essa dieta?"

O objetivo é tentar modificar positivamente o cotidiano do paciente, conhecendo aspectos da vida dele que podem ser modificados.

PARE e PENSE

Com base na leitura do texto seguinte e supondo que você seja o médico desta paciente, identifique os aspectos relevantes da história dela. Identifique qual a relação de Débora com a Biomedicina. Ainda com base no texto, que habilidades são necessárias a um médico para cuidar desta paciente? Que estratégias você poderia utilizar?

Caso 1 – A história da Sra. Débora

Me chamo Débora, tenho 32 anos, moro no Conjunto Palmeiras, estudei até a sexta série. Atualmente estou desempregada. Sou casada há dez anos e tenho dois filhos. Todos nasceram desnutridos. Meu marido costuma beber e tem vezes que ele fica muito agressivo, até me bater ele me batia, grávida do meu filho. Meu bairro é muito pobre, tem muito ladrão e assaltante e na época que eu tava grávida da minha filha de quatro anos, foi a época que tinha mais assaltante, que eu ficava só em casa. Meu esposo trabalhava, aí eu ficava trancada dentro de casa, não abria porta para nada que eu tinha medo, porque tinha homem lá, que hoje em dia tá preso, que ele entrava nas portas e dizia que ia estuprar as mulheres grávidas, aí eu morria de medo. Eu sentia meu coração bater forte, quando eu escutava os tiros eu trancava as portas e ficava toda enrolada numa rede com medo, assim atormentada

> né, então eu tive isso na minha gravidez muito isso... É porque lá quando os bandidos fazem assalto lá nas farmácias corre tudo pra onde eu moro, que é uma área com muito mato, tem um rio, eles vão se esconder lá. Aí os policiais vem atrás e começam a atirar, aí todo mundo se tranca, às vezes sobe nas calçadas e corre por causa dos tiros, aí é por isso que eu vivia com medo... Acho que os meus filhos nasceram desnutridos, fraquinhos, porque não tinha alimentação que as mulheres grávidas tem que ter né, leite, essas coisas, às vezes eu tinha, às vezes eu não tinha, e eu não tive acompanhamento do pré-natal direito porque era a minha primeira gravidez e eu tinha muito medo de ir pro médico, de ver sangue, aquela coisa, eu faltava as consultas aí eu fui no terceiro mês que confirmaram que eu tava grávida aí no quarto e quinto mês eu não compareci, porque as mães dizia que era a época que a gente tomava aquelas injeções, mas só que ninguém, me dava força para mim ir, me incentivava, só me dava medo, aí eu não ia, quando eu tava com sete meses e oito foi que eu voltei a ir, a médica me deu a maior bronca, né, disse que a minha gravidez tava toda descontrolada, que eu não tinha tomado as vacinas completas, que eu não tinha me alimentado, nem uma vitamina eu tinha tomado, nunca tinha tomado, aí quando foram passar eu já tava com nove meses, é por isso que ele ficou nessa de pouco peso[13].

3. Um terceiro motivo se refere à compreensão do significado da doença e a constituição de uma relação terapêutica: a falta de compreensão dos significados da enfermidade do ponto de vista do paciente pode interferir na eficácia do tratamento médico.

Na abordagem centrada no paciente, em um contexto social com diferentes valores culturais, ou seja, grupos populacionais que elaboram diferentes interpretações e práticas terapêuticas, é importante perguntar: "O que você acha que causa o seu mal-estar?"

Assim como perguntas que tentam explorar a experiência do paciente mais em profundidade:

O que significa isso? *(perguntas de aclaração).*

Como é que você pensa nisso? *(perguntas de justificativa).*

---

[13] Trecho adaptado da dissertação de mestrado de Calvasina (2005).

236 PRIMEIRA PARTE

Além de variabilidades interculturais, existem também diferenças intraculturais:

Pacientes que pertencem a uma mesma cultura podem elaborar diversas interpretações culturais sobre uma mesma doença. Não somente as percepções da doença por parte do paciente são influenciadas culturalmente, mas também as abordagens dos profissionais de saúde. É essencial que os médicos compreendam, não somente a experiência subjetiva do paciente, mas também tentem compará-la ao próprio modelo. Isso é essencial em um processo de possível integração da experiência subjetiva do paciente em relação ao mal-estar e explicação biomédica da doença, permitindo, entre outros, uma melhor adesão ao processo terapêutico por parte do paciente. "Somente compreendendo a maneira como o paciente interpreta a doença, é possível planejar um processo diagnóstico-terapêutico que possa ser compreendido e aceito por parte do paciente" (Silverman, Kurtz e Draper, 1999).

PARE e PENSE

Leia atentamente este trecho retirado de uma dissertação de Mestrado em que o autor (Lira, 2003) analisa a consulta entre um médico e um paciente diagnosticado com hanseníase. Após a leitura, aponte os aspectos positivos e negativos no relacionamento entre seu Elias e o Dr. Isaías.

Caso 2 – A consulta do Sr. Elias

"Duas da tarde. Acompanhamos a consulta de Elias, 42 anos, no Ambulatório de Hanseníase. Segundo o médico do serviço ele possuía três problemas:

1. Catarata bilateral, mais à direita, provavelmente devido ao uso crônico de prednisona.
2. Três úlceras no tornozelo direito desde há cerca de oito meses.
3. Ressecamento cutâneo difuso. Dr. Isaías, médico do serviço, conduz a consulta de forma a atender às necessidades pedagógicas dos estagiários do serviço. Em certa ocasião, ele chama a atenção para o fato de que o paciente deve ser orientado para o auto-cuidado:

Dr. Isaías: – 'É importante a gente chamar a atenção dos pacientes para o cuidado que eles devem ter com as úlceras'.

Mais adiante, ele comenta sobre os motivos pelos quais essa orientação é válida: Dr. Isaías: – 'A melhor coisa do mundo é você não ter pacientes com úlceras. É chato para tratar, o tratamento é prolongado, às vezes o paciente tem até que amputar um membro'.

Elias permaneceu calado durante as explicações dadas, limitando-se a responder às perguntas feitas pelo médico. A certa altura da consulta, o médico pergunta 'qual a forma da hanseníase que o Seu Elias tem' (importante observar que Elias já obteve cura terapêutica, estando em tratamento para as reações e as incapacidades físicas). Como os estagiários tivessem dúvidas Dr. Isaías começa a indagar Elias sobre o que ele sentia antes de ser diagnosticado como sendo portador da doença. Elias disse que não sentia nada, até o momento do diagnóstico. O médico replica: 'Demorou a acreditar que tinha a doença, não é?' A seguir volta-se para os estagiários e explica: 'Pacientes como ele, você é que tem que ir atrás do diagnóstico. Ele não vai vir procurar você. Você é que tem de ir atrás dele'.

Dr. Isaías: – 'Orientar o paciente sempre. Olhar sempre as mãos e os pés, independentemente de ele ter úlcera ou não'.

Há dificuldades na realização dos curativos das úlceras de Elias. Ele mesmo se queixa de que no posto de saúde 'botam cara feia pra fazer os meus curativos'. O próprio Dr. Isaías reconhece que falta material e treinamento dos profissionais de enfermagem para fazer os curativos das úlceras: "O ideal é que esses curativos fossem feitos aqui no ambulatório".

Comentários do Dr. Lira, autor da Dissertação de Mestrado (2003):

> *Durante a consulta, Elias não teve voz. Fiquei ali, vendo todo o seu problema de vida, a desmoralização, a cronicidade da sua doença, agora acrescida da dificuldade visual advinda da catarata iatrogênica, estarem fora da atenção do setor profissional. Não houve aqui uma escuta empática dos problemas da vida cotidiana. Sua voz é uma voz que é mero instrumento para a compreensão da doença por parte do médico.*

Além de uma análise de como o paciente interpreta a própria doença, é necessário focalizar a atenção sobre como os familiares vivem e interpretam a origem e o significado da doença, considerando não somente a dimensão orgânica, mas também os aspectos emocionais, sociais e comportamentais.

No contexto do Ceará, diferentes autores tentaram explorar esses aspectos e uma leitura desses textos pode ser útil na prática da clínica para que se possa compreender melhor o contexto cultural (Contini, 1995; Nations, 1988; Nations e Monte, 1996; Nations e Rebhun, 1988; Nuto, Calvasina e Barbosa, 2002).

IMPLICAÇÕES PRÁTICAS DESTA ABORDAGEM: O REPENSAMENTO DA FORMAÇÃO MÉDICA

Nos últimos anos, desenvolveu-se uma grande área de reflexão e pensamento, denominada "humanidades médicas", que pretende explorar como a experiência humana lida com outras práticas de pacientes, médicos, saúde, doença e sofrimento. Na formação em Medicina, a abordagem das humanidades médicas prevê a incorporação de elementos das ciências humanas (Filosofia, Psicologia, Antropologia, Literatura) nos cursos de graduação e de especialização. Nesta concepção integrada das humanidades médicas, a Medicina é entendida como forma de auto-exploração, reconhecendo que os componentes material e experiencial são fundidos entre eles (Evans e Sweeney, 1999). As humanidades médicas pretendem não somente melhorar a relação médico-paciente, as capacidades comunicacionais dos médicos, mas também aprofundar a narrativa do paciente e procurar novas formas de promoção do bem-estar, reduzindo o impacto da doença e do sofrimento (More, 1976).

Esta perspectiva nos convida a repensar não somente a prática médica, mas também a formação em Medicina, quase sempre ancorada a uma visão biomédica e tecnicista da doença; cada encontro com o paciente tem uma dimensão técnica, mas também experiencial e ética. As humanidades abrem caminhos na formação e na prática médica, modificando seus objetivos e finalidades, trazendo a necessidade de um novo entendimento da dimensão experiencial e do sofrimento do doente. O segundo caminho incorpora o plano subjetivo do paciente, assim como a dimensão social, elementos importantes em diferentes aspectos da prática clínica como no encontro médico-paciente (Skultans, 1998).

O primeiro aspecto se refere à ética da profissão, à atitude de respeito perante os colegas e os pacientes, às qualidades morais que o médico precisa ter. Segundo Dawnie, Macnaughton e Randall (2000), estas qualidades podem ser aprendidas em um processo de formação mediante quatro formas diferentes: 1. a leitura e discussão de textos de Filosofia moral; 2. a discussão de casos que introduzem na discussão aspectos éticos; 3. a utilização de um diário de campo, por parte dos médicos, para registrar casos "particulares" que enfrentam na atividade de consultório; 4. a utilização da arte, principalmente da literatura e de peças teatrais. As obras literárias permitem abordar aspectos da vida humana, como o fato de saber lidar com as emoções, que são elementos constitutivos importantes, especialmente na relação médico-paciente. A comunicação médico-paciente pode ser aprendida como técnica, mas certamente a obra literária permite a formulação de um contexto ético no qual a relação vai se desenvolvendo. O médico tem que entender o paciente de um ponto de vista científico, utilizando os instrumentos e os conhecimentos da literatura, de maneira que ele possa tomar as melhores decisões no processo diagnóstico e terapêutico. Estas ações, tomadas a partir da Medicina baseada nas evidências, são necessárias, mas não suficientes. O médico tem que adequar sua intervenção clínica, considerando o paciente como sujeito, tomando em conta a experiência da doença, as percepções do paciente, adquirindo uma sensibilidade e uma capacidade de escuta que vão além da dimensão biológica. Estes aspectos podem ser desenvolvidos somente mediante uma formação mais abrangente, que incorpore elementos das ciências humanas no desenvolvimento educacional (Simpson, Buckman e Stewart, 1991).

Entre as implicações que estes estudos produziram faz-se necessário destacar a necessidade de reformular programas de formação (McManus, Vincent, Thom e Kidd, 1993), como no caso da experiência de ensino-aprendizagem dos estudantes da Escola de Medicina de Harvard (*Harvard Medical School*), na qual é focalizada a atenção sobre a relação entre médico e paciente (Branch et al. 1991). O curso tem como estrutura quatro elementos: 1. uma autobiografia, que os alunos realizam em um processo de grupo de reflexão sobre a própria experiência; 2. o desenvolvimento de uma compreensão de como a percepção da doença do paciente influencia a cura; 3. a participação dos alunos na coleta de histórias clínicas completas, de anamnese do paciente; 4. um aprendizado dirigido para a compreensão de aspectos de ética médica, das ciências sociais e da experiência do médico.

Na Universidade de Maastricht, os aspectos comunicacionais são abordados, aumentando gradualmente a complexidade das práticas e das situações, visto que os elementos comunicacionais são analisados primeiro em forma separada (no primeiro ano) e depois progressivamente integrados entre eles (Dalen, 1995). Durante as etapas sucessivas do curso, os conteúdos adquirem passo a passo maior elaboração, passando de temas mais simples, como "formulação de perguntas" e "capacidade de escuta", a aspetos mais complexos, como "a comunicação de más notícias" e a "assistência de pacientes em fase terminal". Com o transcorrer do tempo, cada estudante identifica as próprias capacidades e dificuldades, escolhendo o percurso formativo mais adequado as suas necessidades.

CONCLUSÃO

Os médicos e os demais profissionais de saúde tem que considerar as práticas populares sobre saúde e doença não como barreiras a serem modificadas, mas como expressões de elementos positivos, abordando as comunidades como produtoras de valores e de práticas de saúde e não somente como consumidoras de serviços. Na prática da clínica esta abordagem traduz-se na entrevista centrada no paciente, na qual o médico analisa não somente os aspectos biomédicos do problema de saúde, mas também a experiência vivida pelo próprio paciente.

REFERÊNCIAS BIBLIOGRÁFICAS

Blacklock SM. The symptom of chest pain in family medicine. *J Fam Pract*, 1997; 4, 429-433.

Branch WT, Arky RA, Woo B, Stoeckle JD, Levy DB. Teaching Medicine as a Human Experience: A Patient-Doctor Relationship Course for Faculty and First-Year Medical Students. *An Intern Med*, 1991; 114, 482-489.

Calvasina, PG. Onde se esconde a saúde bucal de crianças desnutridas: um estudo etnográfico. Dissertação. Fortaleza: Universidade Estadual do Ceará, 2005.

Caprara A & Franco A. A Relação paciente-médico. Para uma humanização da prática médica. Caderno de Saúde Pública, 1999; 15 (3), 647-654.

Caprara A & Rodrigues J. A relação assimétrica médico-paciente: repensando o vínculo terapêutico. (ISSN Publication No. 1413-8123). Ciências e Saúde Coletiva, 2004; 9(1), 139-146.

Contini E. Un psychiatre dans la favela. Paris: Synthélabo, 1995.

Dalen JV. (org.). Skillslab: Center for training of skills. Mastricht: Mastricht University Press, 1995.

Dawnie RS, MacNaughton J & Randall F. Clinical Judgment: Evidence in Practice. Oxford: Oxford University Press, 2000.

Eisenberg L. Disease and illness: distinctions between professional and popular ideas of sickness. *Cult Med Psychiatry*, 1977; 1, 9-23.

Evans M & Sweeney K. Editorials: exploring the medical humanities. *Br Med J*, 1999; 319.

Kleinman A. Concepts and a model for the comparison of medical systems as cultural systems. *Soc Sci Med*, 1978; 12, 85-93.

Kleinman A. Patients and Healers in the Context of Culture. Berkeley: University of California Press, 1980.

Kleinman A. The Illness Narratives. New York: Basic Books, 1988.

Kleinman A. Writing at the Margin: Discourse Between Anthropology and Medicine. Berkeley: University of California Press, 1995.

Kleinman A, Das V & Lock M. (org). Social Suffering. Berkeley: University of California Press, 1997.

Lira GV. Avaliação da ação educativa em saúde na perspectiva compreensiva: o caso da hanseníase. Dissertação. Fortaleza: Universidade de Fortaleza, 2003.

Lloyd M & Bor R. Communication Skills for Medicine, 1996. New York: Churchill Livingstone.

McManus IC, Vincent CA, Thom S & Kidd J. Teaching communication skills to clínical students. *BMJ*, 1993; 306, 1322-1327.

Mishler EG. The discourse of medicine: The dialectics of medical interviews. Norwood, New Jersey: Ablex, 1984.

More AR. Medical Humanities: A new medical adventure. *N Engl J Med*, 1976; 295, 1479-1480.

Nations MK, de Sousa MA, Correia LL, da Silva DM. Brazilian popular healers as effective promoters of oral rehydration therapy (ORT) and related child survival strategies. Bulletin PAHO, 1988; 22(4), 335-354.

Nations MK & Rebhun LA. Mystification of a simple solution: oral rehydration therapy in Northeast Brazil. *Soc Sci Med*, 1988; 27, 25-38.

Nations M & Cristina M. I'm Not Dog, No!: Cries of Resistance Against Cholera Control Campaigns. *Soc Sci Med*, 1996; 43(6), 1007-1024.

Nuto S, Calvasina P & Barbosa H. Saber cuidar de gente, não só de dente. Um repensar na relação dentista-paciente. Fortaleza: Universidade de Fortaleza, 2002.

Rodrigues J, Teles D, Montenegro J & Caprara A. Discovering the Other: An analysis of the psycho-social aspects of the doctor-patient relationship in the Family Medicine Programme of Ceará, Brasil. In Challenges of Primary Care-Oriented Health Systems: Innovations by Educational Institutions, Health Professions and Health Services. Londrina, 2001.

Silverman J, Kurtz S & Draper J. Skills for Communicating with Patients. Oxon: Radcliffe Medical Press, 1999.

Simpson M, Buckman R & Stewart M et al. Doctor-Patient Communication: The

Toronto Consensus Statement. *BMJ*, 1991; 303, 1385-1387.

Skultans V. Anthropology and narrative. **In**: Greenhalgh T e Hurwitz B. (Eds.), Narrative Based Medicine: Dialogue and discourse in clínical practice (pp. 225-233). London: *BMJB*, 1998.

Stewart MA, McWhinney IR & Buck CW. The doctor-patient relationship and its effect upon outcome. J R Coll Gen Practioners, 1979; 29, 77-82.

Stewart MA, Brown BJ, Weston WW et al. Patient-centred medicine: transforming the clínical method. Sage: Thousand Oaks, CA, 1995.

Young A. The Anthropology of Illness and Sickness. *Ann Rev Anthropol*, 1982; 11, 257-285.